最強セルフ美容整体

“神経はじき”

白々華代表
藤井菜保子

幻冬舎

はじめに

はじめまして。躰調律矯正サロン「白々華（HACCA）」で代表を務めている藤井菜保子と申します。2011年にオープンして以来、私が編み出したオリジナルメソッド「神経はじき」の秘技を使って、数多くのお客様の体作りに携わってきました。

サロンの評判が口コミで広がり、2023年には神経はじきのメソッドをまとめた初の著書を出版。「ウエストが10センチ減った」「脚が細くなった」など、喜びの声を数多くいただきました。

前著は「リセットすればやせる」をテーマに、主に美を追求するものでした。それに対して本書は、体の不調に焦点を当てているのが大きな特徴です。体のゆがみが原因で起こる「こり」を徹底的にほぐすエクササイズを新たに考案し、厳選して掲載しています。また、前著に比べてポーズがより簡単になっているのもポイントの一つ。体が硬い方でも取り組みやすいうえ、ページにあるQRコードを読み込めば、動きを動画で確認することもできます。

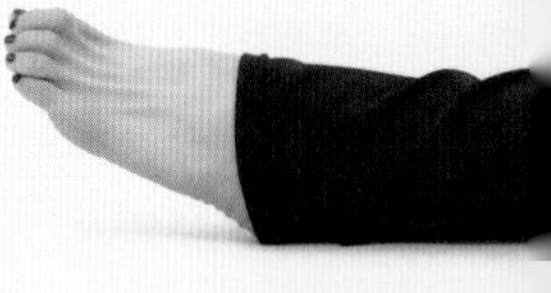

- ▶ 肩こり・腰痛が気になる
- ▶ 全身がだるくて重たい
- ▶ 自宅でサロン級のセルフケアをしたい

そんな方はぜひ本書をご覧ください。体のこりやゆがみが改善すれば見た目も美しく整っていきます。ご自身の体で「神経はじき」を味わい、体が変わっていく喜びを感じていただけると幸いです。

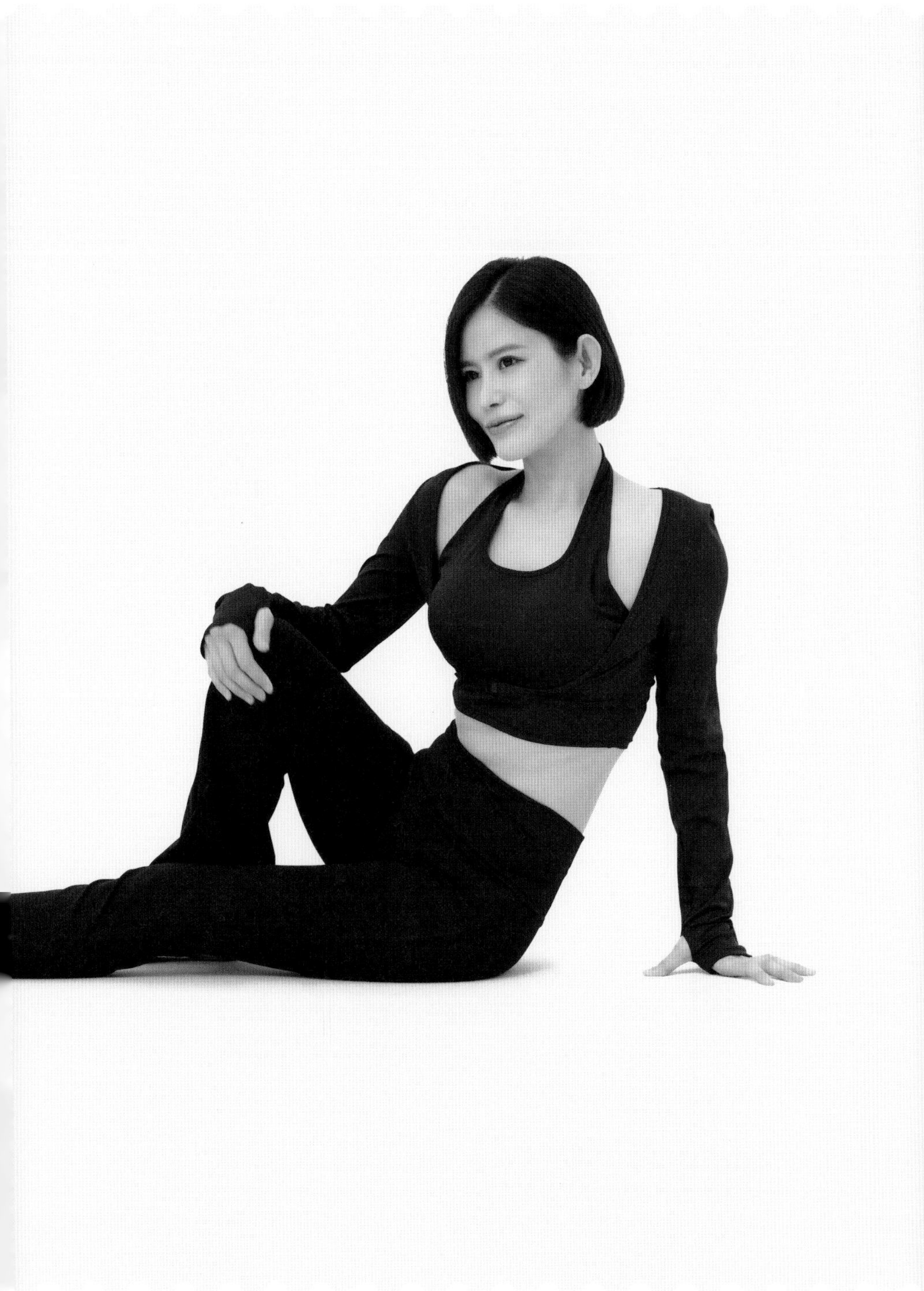

SHINKEI HAJIKI

体へのアプローチが違う！
だから１回で体の変化を実感できる

不調を抱えて「白々華」に駆け込んでくるお客様が特に驚かれるのは、「１回でこんなに変わるなんて！」ということ。たった１回で体の変化を実感できるのが、神経はじきの特徴でもあります（驚きの変化はＰ25 ～ 27 を参照）。

それが叶う理由の一つは、骨や筋肉を司っている神経系そのものにアプローチするから。私が独自に見《み》出《いだ》した「人体の力の線」をもとに、その線上で起きているねじれや張りに対して、まるで楽器の弦をはじくように刺激を与えていきます。そうすることで、骨格筋や内臓など、不調の元凶に働きかけていきます。

つまり、一般的な施術（骨だけを整えたり、筋肉だけをほぐしたりするもの）とは、体へのアプローチの仕方がまったく異なるのです。

なぜ、神経はじきで不調が改善し、ボディラインも美しく整うのか。それは最新の医学をもってしても明らかになっていません。現在、医師や鍼灸師、薬剤師などの方々のお力をお借りして、メカニズムの解明に励んでいるところです。

特に、医師は 30 名ほどの方々がサロンに通ってくださっているので、知見が深まりつつあります。エビデンスをご紹介できるように引き続き研究を重ねてまいります。

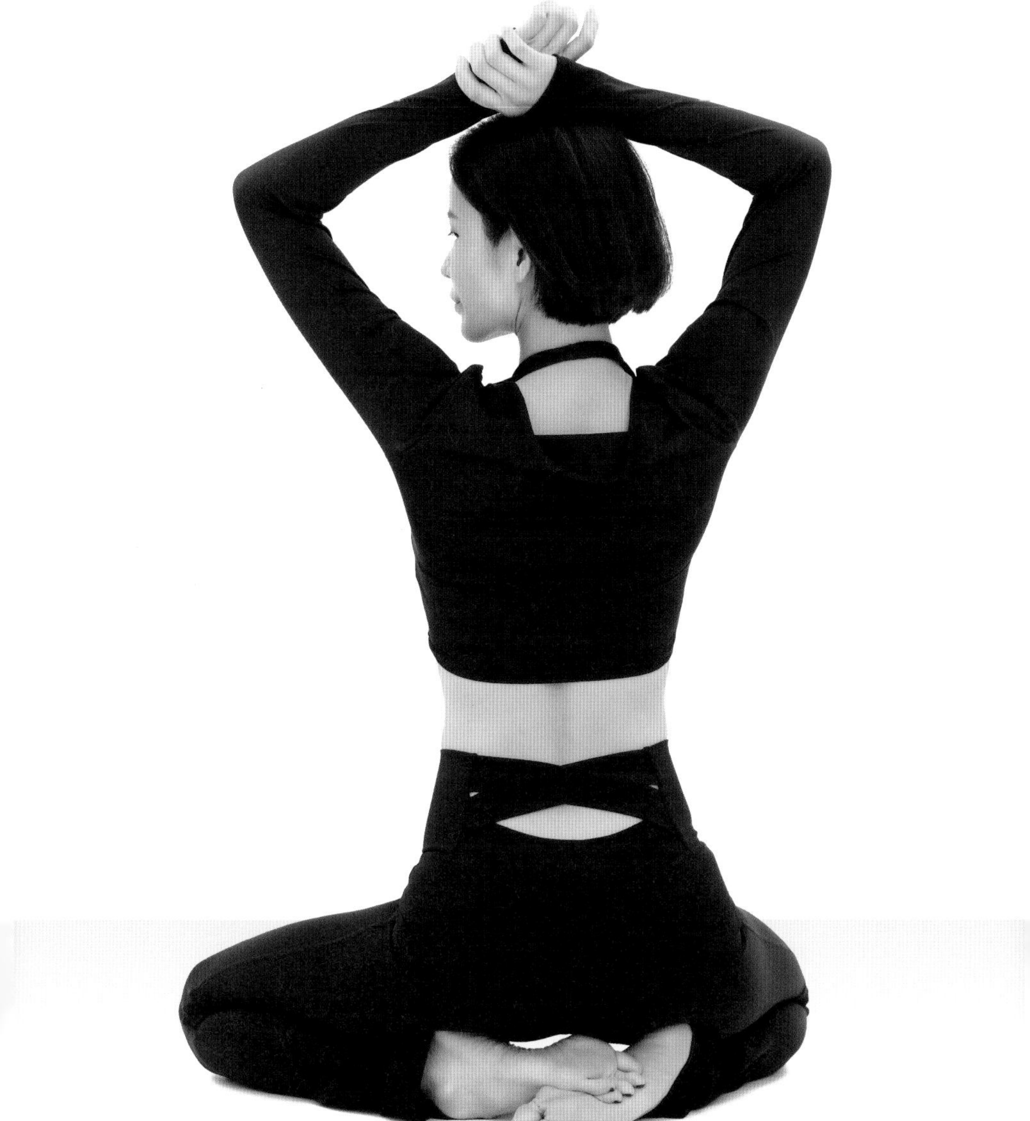

白々華に通う著名人に聞いた!

「神経はじき」の魅力

人気コラムニスト×著者が対談
目の肥えた業界人が白々華にハマった理由を深掘り!

Q.1 白々華へ施術を受けに行った経緯とそのときの感想を教えてください

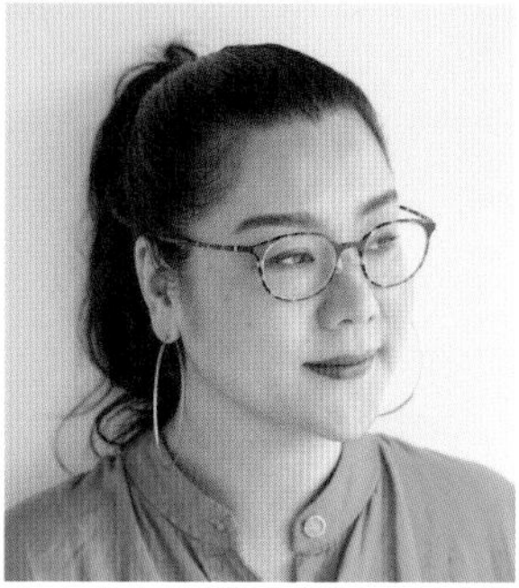

コラムニスト・
ラジオパーソナリティ

ジェーン・スー

1973年東京都出身。2015年に『貴様いつまで女子でいるつもりだ問題』(幻冬舎)で第31回講談社エッセイ賞受賞。現在はTBSラジオ『ジェーン・スー　生活は踊る』、ポッドキャスト『OVER THE SUN』などでパーソナリティを務めるほか、数々の新聞・雑誌でコラムを執筆するなど多方面で活躍している。

スーさん(以下ス):朝から昼までラジオでしゃべって、夜は原稿も書いて。体がボロボロだったときにモデルのHARUKOさんから勧められたんです。でも、人気すぎて予約が取れたのはそれから2か月後くらい。2022年の12月でした。

藤井(以下藤):はじめていらしたときは、スーさん、満身創痍でしたよね。

ス:そうそう。3人がかりで施術してくれて。

藤:押す点が多ければ緩むのも早いから、そのほうがスーさんもラクだろうと思って、スタッフを招集して取り掛かりました。でも、ずっと「ギャー!」って言ってましたよね(笑)。

ス:強く押されるとか奥のほうまで指を入れられるとかではないんだけど、なんだか痛いんです。それまでも整体やマッサージには通っていて、気持ちがいいなって思っていたけど、白々華の施術は気持ちがいいとかがまったくないの(笑)。でも、帰りに歩き方が全然違うのが自分でもわかったんです。だからすぐに次の予約を取りました。

Q.2 白々華に通い始めて体はどのように変わりましたか?

ス：私、他の方々のようにスルスルやせたってことはなくて……。施術が悪いわけではなく、効果を上回る勢いで食べているのが悪いんですけど。でも、肉のつき方は明らかに変わりました。首の後ろの盛り上がりや背中と腰の変な肉がなくなったり。お尻も上がったと思います。

藤：スーさんの骨格って外国人っぽいんですよ。腰の位置が高くて手足が長くて。だからいつも、スーさんのボディを活かしたグラマラスなシルエットを思い描きながら施術しています。

ス：美意識が高い人って、どこにどういう肉がついているかとか骨格がどうとか理解してるんですが、私はそこに対する集中力がないんです。だからプロの手に任せる。藤井さんは自分の知らない魅力を引き出してくれるので、本当にプロフェッショナルだなと思っています。

Q.3 今後、どのような体を目指していますか?

ス：もちろんバストアップしたりウエストが細くなったりしたらすごくうれしいけど、まずは健康。年齢を重ねるにつれて体力は衰えてくるし大きな病気をする人も増えてくるので、健康な体が一番の目標ですね。

藤：スーさんと同年代の方は放っておくと筋肉量も減ってきますし、体調に大きな変化が現れやすい時期ですよね。だから、あまり頑張りすぎないで自分をいたわっていただきたいと思っています。

ス：私は大体週に１回のペースで通ってますけど、１週間酷使して、ボロボロになった体を白々華でリセットしてもらっている感じ。流れ込むようにやって来て、「痛い！」と１時間悶絶して、ありがとうございましたと言って帰る。そしてまた戦場に戻っていくという。うん、白々華は私にとって野戦病院みたいなものかもしれないです（笑）。

白々華に通う著名人に聞いた！

「神経はじき」の魅力

「胡散臭い」と感じた第一印象が、施術を受けたら激変！ボディ、顔、生活習慣、心を変えてくれたことに感謝

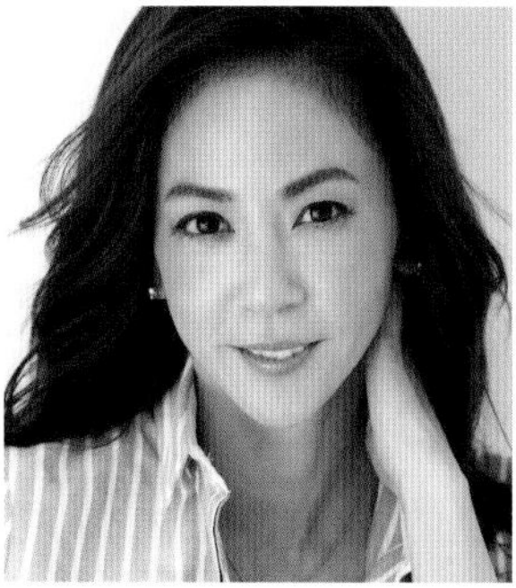

モデル

HARUKO

1974年東京・成城出身。19歳で雑誌『JJ』にてモデルデビュー。その後、『VERY』『SAKURA』を経て、現在は『STORY』のレギュラーモデルを務める。海とサーフィンを愛するライフスタイルや独自のファッションセンス、飾らない人柄で30年にわたり絶大な支持を得ている。

藤井ちゃんに初めて会ったのは雑誌の企画です。そのとき彼女は「おっぱい先生」というポジションで、どうしたら胸が美しく見えるのかということを教えてくださったのですが、はじめは「なんだこの子は（笑）？　胡散臭いな」と感じました（失礼）。

しかし、撮影終了後に「お体を少しさわらせていただいてもよろしいですか？　どこか悪いところはありますか？」と聞かれて、15分ほど施術をしてもらったら、藤井ちゃんに対する印象が変わりました。

そのころは体の調子がよかったので、「悪いところはあまりありません」と答えていたのに、首・頭・肩・背中を施術していただいたらまぁびっくり。今まで見たことのないフェイスライン、首ライン、肩ラインが出てきて「この人は只者ではない」と直感。彼女についていけば新しい自分に出会えるかもしれないと感じ、その場ですぐに予約をさせていただきました。そこからずっと白々華の虜です。

はじめて白々華で施術を受けたときのことは、今でもよく覚えています。こねくり回されて、痛すぎて、人間がそんなところまでさわってよいのかとびっくりしました。もはや、まな板の上の鯉というか、猛獣（＝私）が大暴れしているのに押さえつけられて大人しくさせられているような感じ

です。そして、破壊されることで体が正しくリセットされていくような感覚がありました。

アンダーバストが−10センチ、サイズは3カップアップ

特に変化を感じたのは胸が美しくなったことです。アンダーバストは−10センチ、バストサイズは3カップ上がりました。母乳で育てた娘に吸いつくされ、梅干し婆さんみたいになった胸を、海外のランジェリーでなんとか着飾っておりましたが、白々華に通うようになってからは、20代の頃の自分に負けないくらいバストの状態がよくなりました。

ウエストがくびれたこともびっくりです。スポーツをハードにやっていたこともあり寸胴体型だったのですが、ウエストというものが出現しました。肋骨も締まり、かなりコンパクトな体つきになりました。

変化は体だけではありません。ほうれい線、目尻のシワ、二重あごがなくなりました。年をとったらこんなものかと思って、特に悩んではいなかったのですが、やっぱり顔が若々しくなるとうれしいですね。

現在も月に3回通っていますが、白々華の施術と併用して、藤井ちゃんからのアドバイスを少しずつ習慣化してきたことで、私の体は7年前とは別人です。歩く姿勢、座る姿勢が変わり、脚も組まなくなったし、体調もよくなりました。藤井ちゃん、本当にありがとう！

藤井ちゃん考案の「神経はじき」は、自分でも体をほぐすことができる最高の知恵です。やった人だけがよさを理解でき、体が必ず応えてくれると思います。努力という言葉が私は好きではないのですが、向き合わなければ変えることはできません。ユニークなメソッドなので疑問や不安があるかもしれませんが、騙されたと思って気長に続けてみてほしいです。

美容に詳しい人たちの評判の的だった!
期待に胸をふくらませて受けた施術は痛みで悶絶

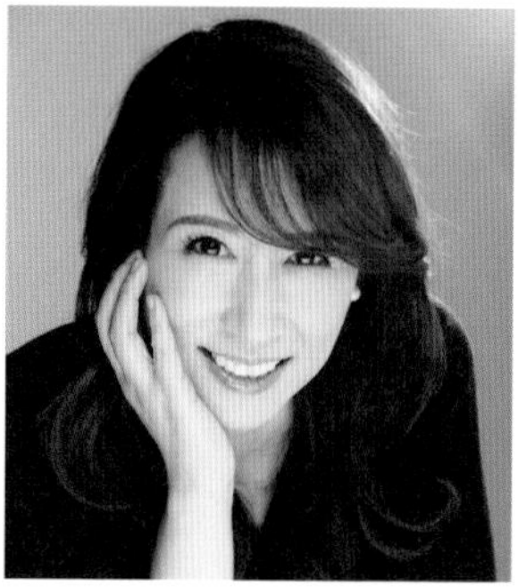

フリーアナウンサー
堀井美香

1972年秋田県出身。TBSアナウンサーを経てフリーランスに。現在は、数々の人気番組やCMなどでナレーションを担当。自身が開催する朗読会もチケットが完売するほど大人気。出演するポッドキャスト番組の傑作選を書籍化した『OVER THE SUN 公式互助会本』(左右社)が好評発売中。

「とにかくすごいのよ!」「これから白々華なの」「白々華に行ってきたの」と、いろいろな人から白々華の評判を聞いていました。仕事でご一緒しているジェーン・スーさんをはじめ、まわりの編集者さんなども通われており、美容に詳しい目の肥えた人たちから白々華のことをよく聞いていたんです。

私も行ってみたいという思いが募っていくなか、たまたま藤井先生の時間が空いているタイミングがあったため、運よく予約することができました。今から1年ほど前のことです。

その頃は、肩こりや体の冷えに悩まされていました。また、私はよく脚を組み、頬杖をつくので、体がゆがんでいる自覚もありました。「痛いよ!」とはウワサで聞いていたので、それなりに覚悟して行ったものの、本当に痛くて驚きました(笑)。しかも、施術は2人がかり。痛みにもだえながらも、藤井先生のほうを見ると、私のゆがんだ体を元に戻そうと、汗だくになりながら必死に戦っていらしたのが印象的でした。

そして、なんとか施術が終わり、施術前・後の写真を見せていただいたらびっくり! お尻の位置も、肩の位置も、左右きれいにシンメトリーになっているではありませんか。あんなにゆがんでいた体が、たった1回の施術でここまで整うということにとても驚きました。

ぼんやりしていた体の細かい部分が目覚めた!

けれども、正直に言うと通い始めた当初は、劇的に体がラクになるということはありませんでした。たしかに、ゆがんだ体が整ったり、背すじが伸びたりするのは感じていましたが、ほかのボディメンテナンス系と比較したときに、そこまで劇的で唯一無二かというとよくわからなかったんです。

でも、何度か通ううちに、みなさんがおっしゃることがわかってきました。ぐちゃぐちゃのパズルがカチッとハマる感じ。ふだんぼんやりしている体の細かい部分を目覚めさせてくれる感じです。自分の体の声をキャッチしやすくなるというか、反応がよくなるというか。いいことをすればそれだけ体が喜んでくれているのを感じるし、調子がとてもよくなるんです。そんな経験ははじめてでした。

現在は、月に一度お世話になっていますが、それだけでも体が軽くなるのがわかるので、行く日が楽しみの一つでもあります。

藤井先生は、体のつくりについてはもちろん、食事のこともよく勉強されているので、施術中のトークはとても勉強になります。通い始めた当初から、言うことをなかなか聞かない私に、「脚を組まないように」「頬杖もつかないでくださいね」と、根気よく優しくアドバイスしてくださるので、とても感謝しています。

今の私の目標は、いつまでも姿勢よく歩ける体でいること。そのためにも、これからも白々華に通いながら体のゆがみや肩の丸みなどを、正しい形にしていきたいと思っています。

プロ野球選手時代に受けていた施術とは違う まったく新しいアプローチで初回から効果を実感

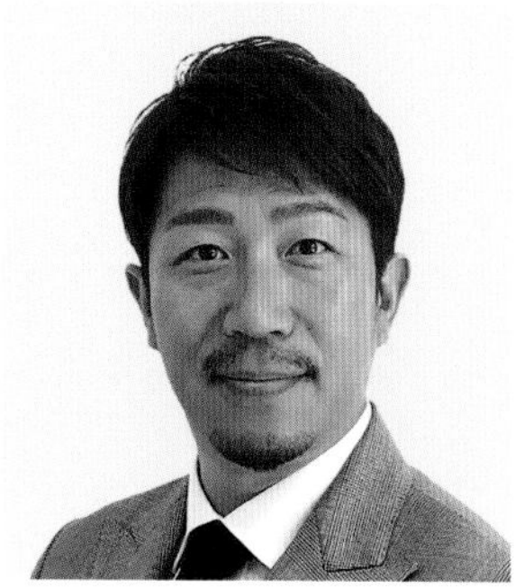

元プロ野球選手・野球解説者

多村仁志

1977年神奈川県出身。1994年に横浜に入団。2004年に日本人として球団初の3割40本塁打100打点を記録し大ブレーク。2006年のWBCでは全試合に出場して初優勝に貢献。2016年に現役を引退し、現在は野球解説者としてMLB中継を中心に、年間100試合以上の中継に出演している。

白々華に通うことになったきっかけは、妻が受けてみたいと言ったことです。妻はHARUKOさんのファンで、一緒にインスタライブを見ていたのですが、そのときに白々華の話が出たんです。そこで、「2人で行ってみよう」ということに。2020年のことです。

当時は、ちょうどボディビルディングのコーチと共に本格的なボディメイクをしていた頃。だから、筋肉がよりきれいに発達するように、骨格のゆがみを調整していただこうと思って白々華へ行きました。

「痛い」とはウワサで聞いていましたが、私はプロ野球選手時代に数多くのトレーナーさんの施術を受けているので、経験は豊富。しかも、体づくりにも自信があります。だから、「そうは言っても大丈夫だろう」と高をくくっていたら、これが大間違い！　あまりの痛さにガマンできず「ちょっと、すみません」と一時中断したほどです（笑）。「これは、今まで受けてきたボディメンテナンスとはまったく違う」と感じましたし、「はじく」という斬新なアプローチの仕方に正直戸惑いました。

ところが、施術を終えてみると、その効果を体が見事に証明してくれたのです。

当時、ハードトレーニングのせいなのか筋肉が硬くなり、可動域も狭くなっていて、腰痛や関節痛がありました。しかし、終わった後にベッドから下りるときにまずびっくり。体が軽い！

そしてスッと鏡の前に立って自分の体を映してみると、ウエストがくびれています。筋肉が比較的ある男性なのに、一回でこの変化は衝撃的です。続けて後ろ姿を確認すると、ヒップラインもキュッと上がっています。思わず鏡に近づいてまじまじ見ると、フェイスラインもすっきりしていることがわかりました。そして、呼吸もしやすい。初回から効果を大いに実感したので、現在も月に一回のペースで白々華のお世話になっています。

施術中の痛みが軽減し、筋肉が緩む瞬間がわかるように

白々華の魅力は、ゴッドハンドなのはもちろんのこと、アットホームな感じなので心も体も癒やされるところです。

また、藤井ちゃんの知識量にも毎回うならされています。現在は、MLBを中心にプロ野球などの解説業が多いので、イスに長時間座ることが多いのですが、藤井ちゃんからは、イスに座る位置や姿勢など、実践的なアドバイスをたくさんいただいています。

アドバイスに従い、生活習慣にもより一層気を配るようになったおかげで、今は体の調子がすこぶるよいです。施術のときに、あれだけ悶絶していた痛みも軽減され、今では「来たっ！」と藤井ちゃんが言った瞬間に、自分でも筋肉がふっと緩むのがわかるようになりました。

姿勢がよい人は年齢よりも若く見えるので、私も立ち姿や歩く姿に気を配っています。高齢になってもゴルフのカートに乗らずに18ホールを颯爽と歩いてラウンドできる体でいるのが今の目標です。

最強セルフ美容整体

“神経はじき”

CONTENTS

PART 1

神経はじきで 不調が消える理由

PART 2

ゆがみを取り除き、
不調が消える神経はじき

PART 3

神経はじきの効果を高め、美姿勢を作るトレーニング

PART 4

内面から美しくなる生活の知恵

本書の見方

QRコードで動画をチェック

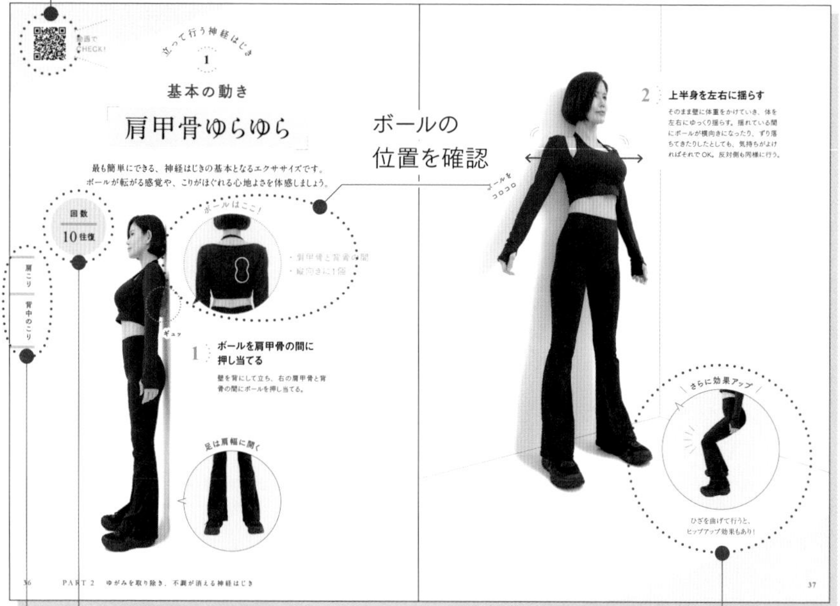

ボールの位置を確認

エクササイズの回数や時間

さらに効果を高める動きを紹介

改善したい症状や効果

実践のPOINT

まずは基本のポーズ「肩甲骨ゆらゆら」（P36）から

最も簡単＆効果を実感しやすいエクササイズです。ボールが転がることで筋肉がほぐれていく感覚を味わいましょう。

1日10分程度が目安

どのエクササイズを行うかは、その日の気分や体調に合わせて自由にセレクトしてください。大きく分けて、立って行うものと寝て行うものがあります。

【注意事項】

- 次の方は実践前にかかりつけの医師にご相談の上、取り組んでください（病気や怪我などで医師の治療を受けている方／心臓病、高血圧、急性疾患、関節に障がいのある方／内出血しやすい方／骨粗鬆症の方／妊娠中の方／その他、健康面で不安がある方）。
- まったく同じ場所に30秒以上、ボールで刺激を与えることは避けてください。
- 皮膚の弱い方や内出血しやすい方はボールを直接肌にあてるのではなく、衣服の上からあてるようにしてください。

PART 1

神経はじきで不調が消える理由

著名人をはじめ、多くの医師も足繁く通う白々華。
なぜ「神経はじき」で体の調子が整うのか。
神経系にアプローチするメリットや、
体に作用するメカニズムを紹介します。

SHINKEI HAJIKI

骨や筋肉のゆがみが全身の不調のもと 重篤な病につながることも！

長年サロンワークを行ってきましたが、ここ数年は特に驚くことがたくさんあります。サロンに来られる方の骨や筋肉のゆがみ方が尋常ではないからです。たまに非常にゆがんでいる方がいるというわけではなく、ほとんどの方が激しくゆがんでいるのです。

例えば、

- ▶ 極度のストレートネック（首の骨の隙間が潰れていて首が短い。首の前後に深いシワができる）
- ▶ 極度の巻き肩（肩こりがひどい）
- ▶ 背骨が目で見てわかるくらいゆがんでいる（猫背）
- ▶ 腰がバキバキ（体にしなやかさがない）
- ▶ 骨盤が開いてゆがんでいる（下腹が出る。お尻が垂れる）
- ▶ 足裏の力が非常に弱い（つまずきやすく、転倒や骨折の原因に）

骨や筋肉がゆがむと、見た目のシルエットが崩れるのはもちろん、血管が圧迫されて細くなり、血流が悪くなります。血流が悪いと、老廃物の代謝が滞るので体の痛みが取れなかったり、内臓の機能が低下することで体調が悪くなったり、太りやすくなったりという、不具合が起こりやすくなります。さらには、脳梗塞や心疾患など、重篤な病を引き起こすことにもなりかねません。

つまり、ゆがみを見て見ぬふりをしていると「ボディラインが崩れる」「体の痛みが取れない」「万病のもとになる」「命に危険が及ぶ」という、デメリットだらけの未来が待っているのです。

現代女性は多くの不調を抱えている

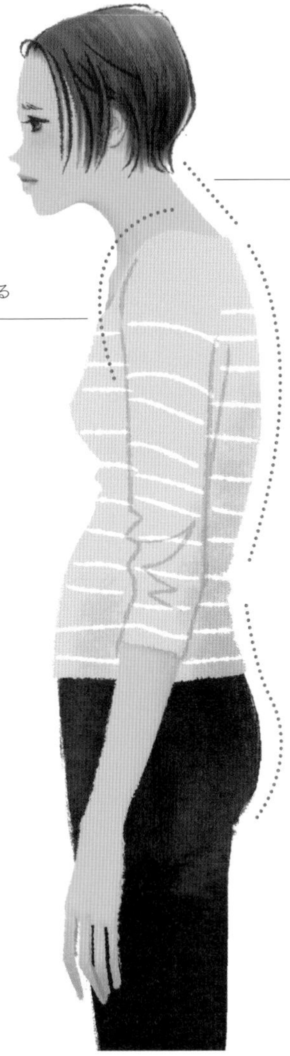

ストレートネック
- 頭の重みがのしかかり
  首・肩がこる
- 首が短くなる

巻き肩
- 肩がこる
- バストが下がり、硬くなる
- 首が埋もれて顔が大きく見える

背骨のゆがみ
- 猫背になる
- 腰が痛くなる
- 内臓が圧迫される

骨盤が開いて後傾
- 下腹が出る
- お尻が垂れる
- 脚が短く見える
- 尿もれしやすくなる

SHINKEI HAJIKI

神経系にアプローチすることで眠っている体の機能を覚醒させる

神経はじきは、私が独自に見出した「人体の力の線」を刺激することで、眠っている体の機能を目覚めさせ、筋肉や骨格、内臓を本来あるべき位置に戻していきます。人体の力の線は、お客様の体をさわっていると自然と見えてきます。具体的には、体を立体的に動かしながら（うつ伏せになったお客様の背面だけを刺激するのではなく、仰向けや横向きになっていただきながら）関節の動きが悪い部分や、こりが強いところを探っていきます。そうすると、「それならここだ」という「線」が見えてくるのです。そして、楽器の弦をはじくように両手でパチンと刺激を加えていきます。

体を整えたいと思ったときに、骨格矯正に通ったり、筋肉をほぐすストレッチを行ったりして、骨や筋肉に個別にアプローチしていくと、時間・お金・労力がそれぞれかかります。しかし、実は筋肉や内臓の働きなどをコントロールしているのは、基本的にすべて神経です。ですから、神経系にアプローチをすれば、気になる箇所に一度に働きかけることができるので効率的だと言えます。

これは、私自身が学んだ東洋医学・西洋医学の知識や、長年のサロンワークで得た経験、それに伴う結果などを踏まえてなせるようになった完全オリジナルメソッドです。はじきながら筋肉をゆるめ、骨を正しい位置に戻すということを同時に行います。そのため、一度で効果を実感しやすいですし、よい状態を維持しやすいのです。

神経は体中に張りめぐらされた楽器の弦のようなもの

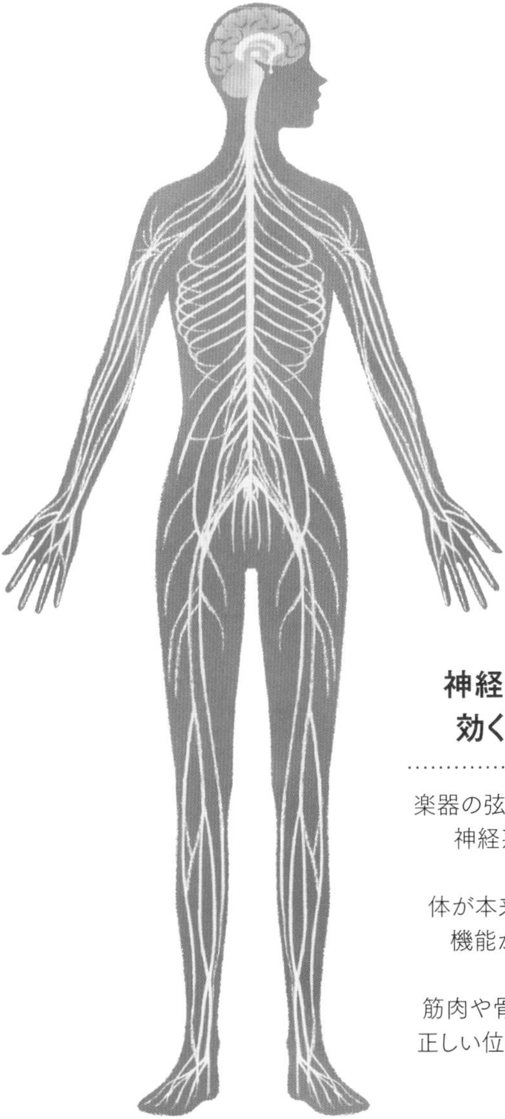

神経はじきが効く仕組み

楽器の弦をはじくように
神経系をはじく

↓

体が本来持っている
機能が目覚める

↓

筋肉や骨格、内臓が
正しい位置に導かれる

SHINKEI HAJIKI

「起始」と「停止」の2か所を同時に刺激するから効果が高い

例えば、１本の糸を両手で持ったときに、くるくるねじれていたとしても、指に力を入れてピンとはじくと、ピシッと伸びます。神経はじきもそれと同じ。不具合がある線のはしとはし（「起始《きし》」と「停止《ていし》」）を見極めて刺激することで、本来あるべき姿に戻していきます。

「起始」と「停止」というのは、一般的に、その筋肉がどこからどこまでついているのかを表す位置のことを言います。こり固まっている筋肉の起始と停止を同時に押さえて刺激すると、ねじれや収縮がふっとほぐれて、筋肉の緊張がやわらぎやすくなるのです。

ただし、筋肉は深層から浅層にかけて、複数が折り重なるように構成されていたり、隣り合う筋肉が連動して働いたりしていることがあります。そのため、本書で紹介する神経はじきでは、その筋肉単体の起始と停止だけではなく、例えば「肩こりの原因になっている筋肉」をまとめて刺激できる２か所を選定している場合もあります。

また、神経はじきで刺激する部分には、私が見出した人体の力の線や、骨格の出っ張った２か所も含みます。不調の原因になっているそれらを総合的にケアすることで、効率よく体を整えていただけるように工夫を凝らしています。

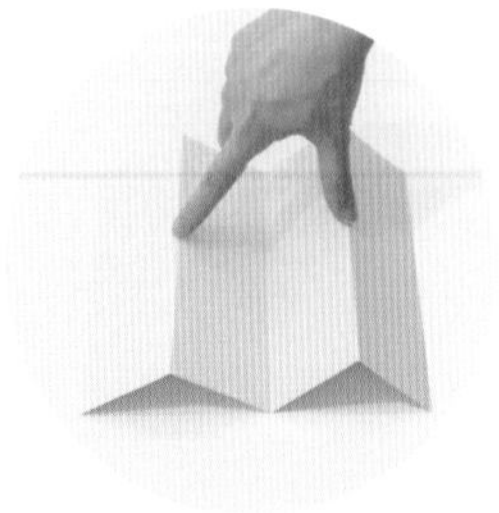

山折りと谷折りの折り目がついた紙も、頂点2か所に同時に圧をかければまっすぐに伸びる。

＼実録！／

「神経はじき」で体が変わった劇的Before・After

著者のサロンで「神経はじき」の施術を受け、健やかで美しい体を手に入れたお客様のBefore・Afterを紹介します。

K・Tさん ／ 38歳

眠れないほど重度の肩こりが改善。肋骨が引き締まり、おなかの厚みが減って半年で6キロやせた！　脚がピタッと閉じられるように。

‖ *Before* ‖

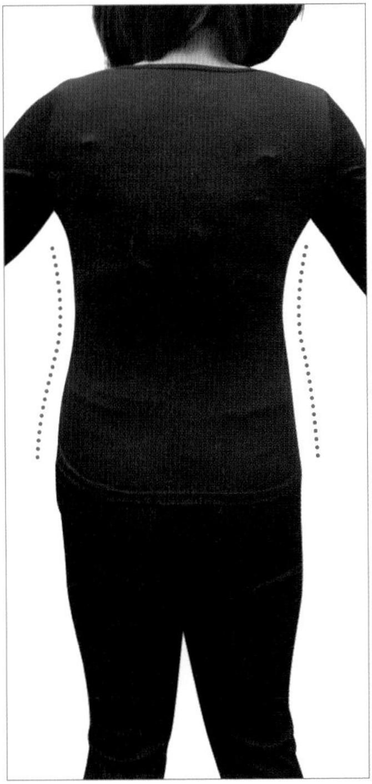

‖ *After* ‖

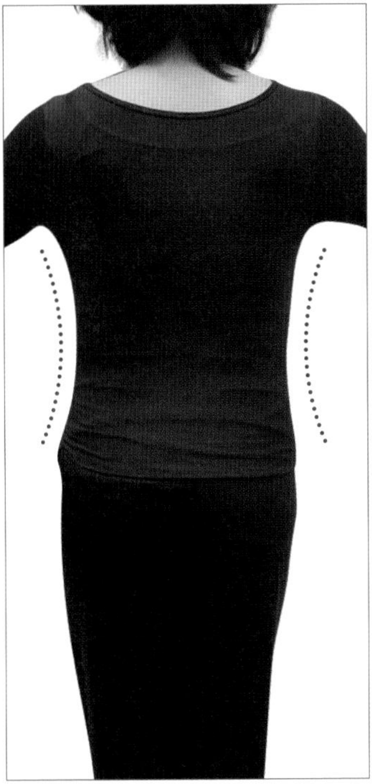

K・Sさん ／ 67歳

もったりしていたお尻がキュッと引き締まって2サイズダウン！
ウエストのくびれが出てきて、パンツスタイルに自信がついた。

Before

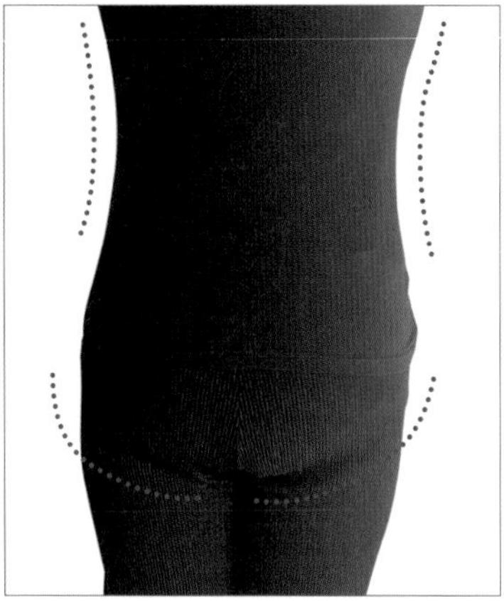

After

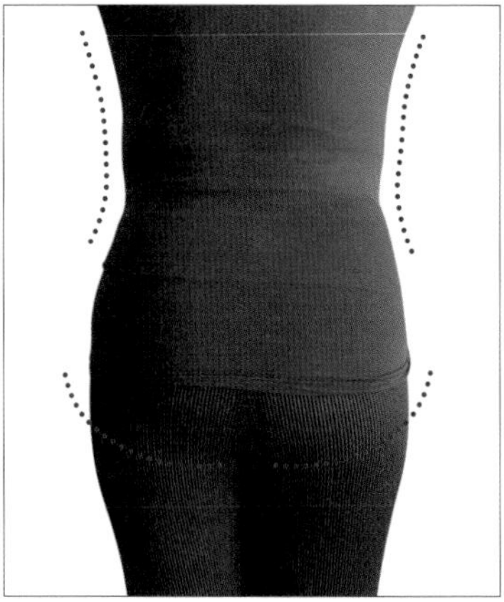

T・Hさん ／ 54歳

肩が下がって首が長くなり、肩こり・首こりが改善。体のゆがみによる
脚の痛みも軽減された！　動きやすく、疲れにくい体に。

Before

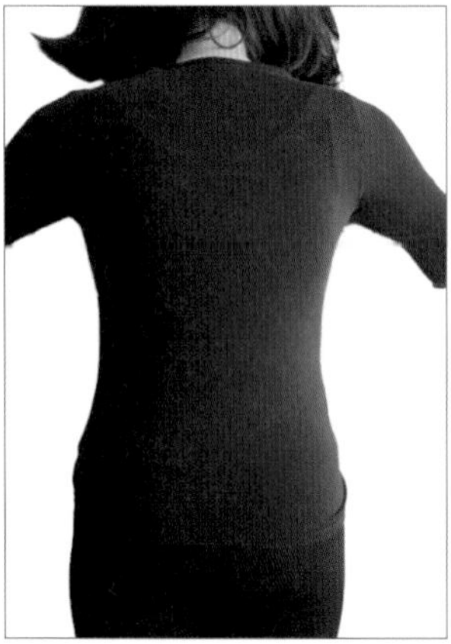

After

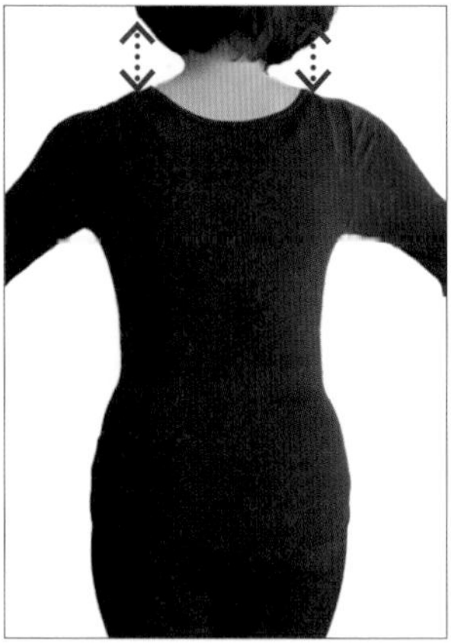

M・Kさん ／ 34歳

大きくなっていた背中が薄くなり、くびれが復活！
育児でガチガチに硬直していた背中が柔らかくなり、気持ちまで前向きに。

Before

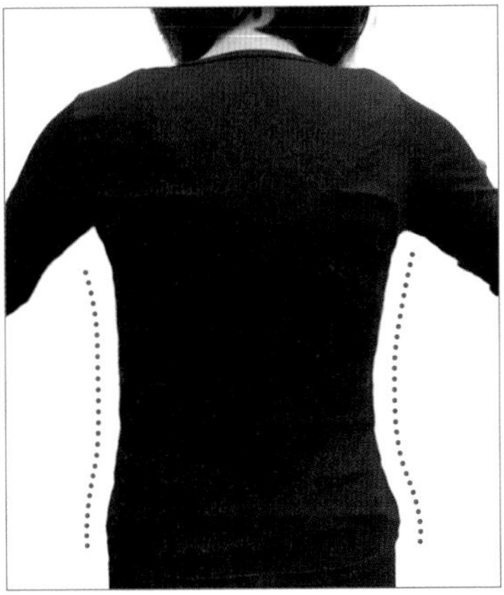

After

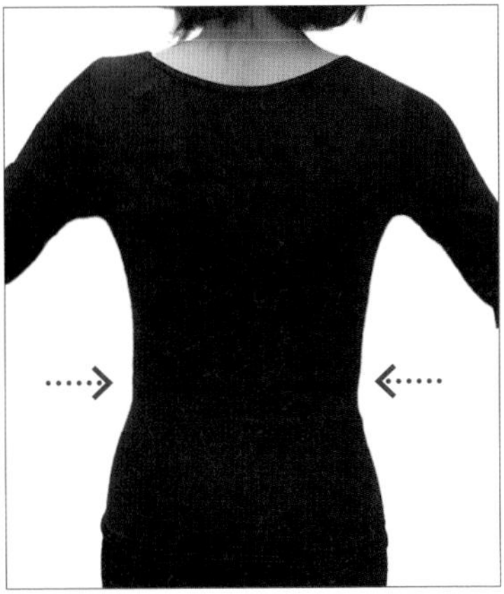

H・Kさん ／ 31歳

くびれができて体全体が薄くなり、産後4か月で5キロやせた！
猫背が改善し、デスクワークによる肩こりや頭痛も軽減。

Before

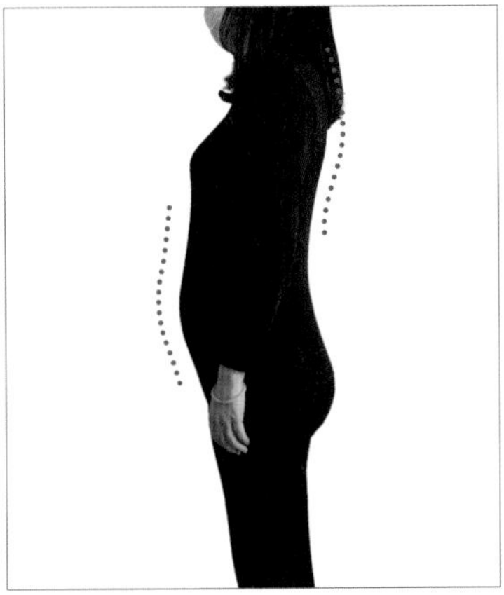

After

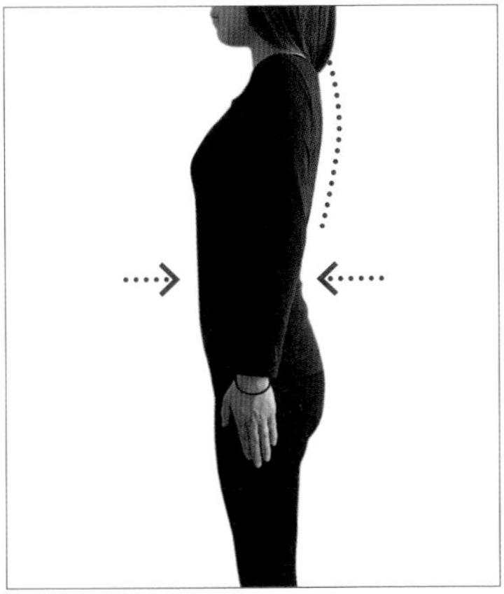

神経はじきは、収縮した筋肉を瞬時にゆるませる「自動抑制」を利用した画期的なアプローチ

猫背を治すために様々なトレーニングを試みていた際に、白々華に出会った斎藤先生。医師から見た「神経はじき」の特徴をお聞きしました。

知り合いが通っていて、「面白い施術がある」と言われたので行ってみたところ、１回で姿勢がよくなりました。たった１回でよくなるということは、関節可動域が改善しているということ。要するに、体が柔らかくなるということです。私は10年以上ピラティスに通ったり、機械を使って関節可動域を改善するトレーニングを行ったりしているのですが、こんなに即効性があったのは初めてです。

藤井さんの「神経はじき」は、筋肉をもみほぐしたり、引っ張ったりするわけではないのに、筋肉がゆるみます。しかも瞬時に。これはおそらく、腱紡錘（筋肉と腱の間にある感覚受容器）にアプローチして「自動抑制」を引き起こしているのではないかと考えられます。筋肉には、組織が傷つかないように自らを守るためのシステムがいくつかあり、そのうちの１つに自動抑制があります。これは、筋肉がぎゅっと収縮しているときに、筋肉に圧がかかりすぎて千切れないように、収縮した筋肉を即座にゆるめる働きのこと。神経はじきは、この働きを利用して、

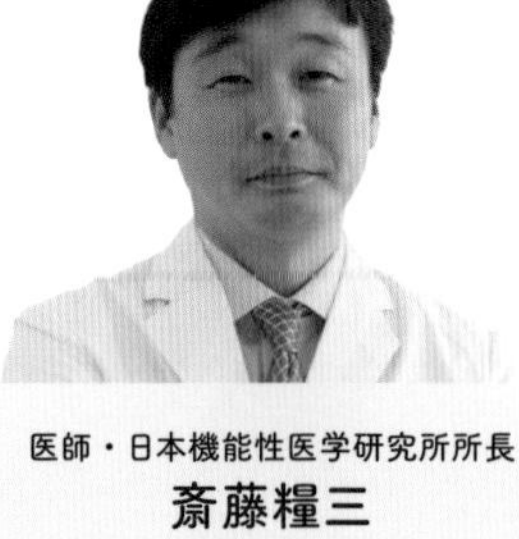

医師・日本機能性医学研究所所長
斎藤糧三

日本医科大学卒業後、産婦人科医に。その後、美容皮膚科治療、栄養療法、点滴療法、ホルモン療法を統合したトータルアンチエイジング理論を確立。慢性的な病気を根本的に解決することを目指して、スーパーフードとしての牧草牛やドクターズサプリメントなどの商品開発にも取り組んでいる（オンラインで購入可能。https://www.mdfood.jp/）

パチンパチンと腱紡錘を弾くように刺激することで、腱紡錘に「筋肉が千切れそうなのかな？」と思わせる。そして、ダメージを防ぐために筋肉がふっとゆるむ。その結果、関節可動域が広がり、体が柔らかくなったり、姿勢がよくなったりするのではないかと考えられます。

反射的に筋肉に作用するから即効性が高い

神経はじきの特徴の一つに、即効性の高さが挙げられます。これも、自動抑制の仕組みを考えると辻褄が合います。腱紡錘が「筋肉が千切れそう！」と察知すると、緊急案件のため、脳を介さずに脊髄に信号が送られます。そして、筋をぎゅっと縮めようとする運動神経の働きが抑えられて、瞬時に筋肉がゆるんでリラックスします。脚気の検査でひざをたたくと足先が跳ねますよね。それと同じように反射的に筋肉に作用しているのです。このように、神経はじきは医学的に見ても非常に理にかなった方法だと思います。

自動抑制が起こる仕組み

腱紡錘は、筋と腱（骨と筋肉をつないでいるもの）の移行部にある感覚受容器です。筋肉がぎゅっと収縮すると腱紡錘は逆に引き伸ばされることになるので、腱紡錘が「このままでは筋肉がダメージを受ける」と察知します。そして脊髄に情報を送り、すぐさま「筋肉よ、ゆるめ！」という反応が起きて筋肉がリラックスします。これを手技で叶えていると考えられるのが神経はじきです。

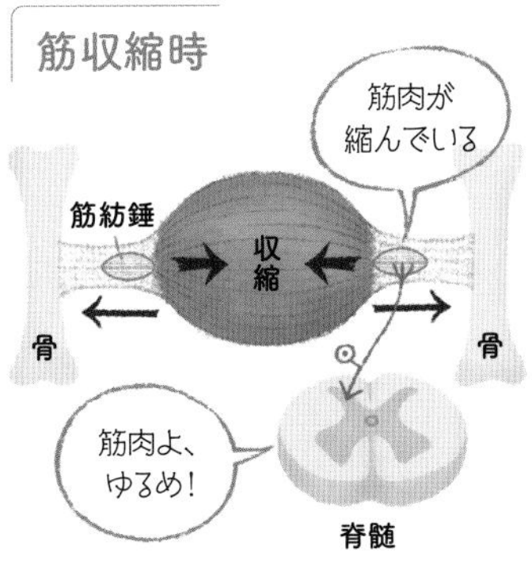

Column

スマホ指が巻き肩の原因に

スマホの操作を親指で行っている人は多いと思います。電車の中でよく見かけるのは、ひざの上にスマホを置いて、前のめりになりながら両手の親指でフリック入力（キーを押してすべらせて入力する方法）をしている人。画面を親指で連打して、ゲームをしている人もいます。

ですが、実はそれは巻き肩の原因になるのです。体の構造上、親指を内側にぐいっと向けると、親指のつけ根が内側に入り、連動して腕もひねることになるので肩が内側に入ります。つまり、巻き肩になるということです。そのうえ、ひざの上に置いて前屈みの姿勢で操作をしていたら、巻き肩はさらに悪化し、猫背の原因にもなります。それを防ぐためには、目線は正面に向け、人差し指や中指で操作することが大切です。

スマホは１日の中で触れる時間が長いものだからこそ、ほんの少し使い方を工夫すれば、体に与える影響は大きく変わってきます。今日から正しい使い方を意識してみませんか？

PART 2

ゆがみを取り除き、不調が消える神経はじき

白々華のオリジナルメソッドを体感できる
「神経はじき」のやり方を紹介します。
立って行う動きが3つ。寝て行うものが4つ。
気分やタイミングに合わせて実践していきましょう。

神経はじきで使うもの

自宅で行う神経はじきでは、人の手の代わりにボールを使います。
いずれも100円ショップやネットで購入できます。

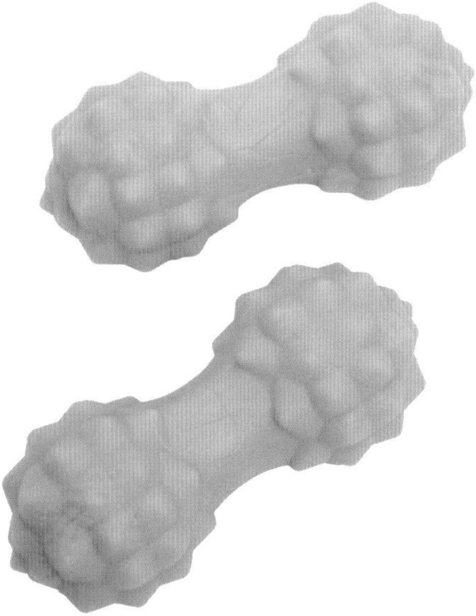

＼ イチオシ！ ／

おすすめのボールの条件

- ▶ テニスボールぐらいの硬さ
- ▶ イボイボの突起がついている

「ダイソーで1つ220円（税込）で売られているピーナッツボール。私もこれを愛用しています！」（藤井）

＼ これもおすすめ！ ／

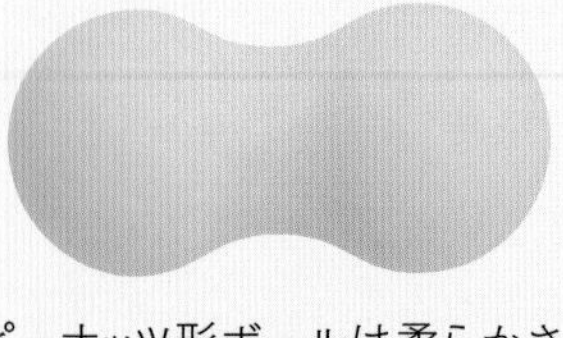

「ピーナッツ形ボールは柔らかさのレベルが様々。好みに合わせて選べます」（藤井）

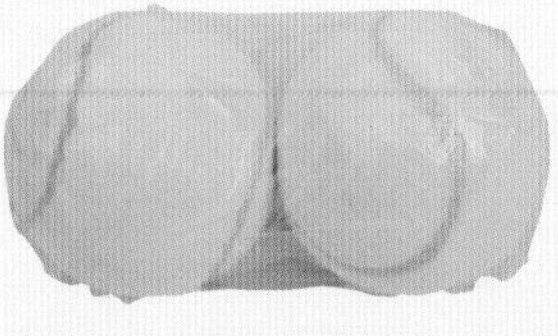

「テニスボールが家にある人は、2つをテープで貼り付けて使ってもOKです」（藤井）

力加減は
「痛気持ちいい」がベスト

筋肉や脂肪の質によって痛みの感じ方が異なります。
「痛気持ちいい」になるように体重のかけ方を調整して。

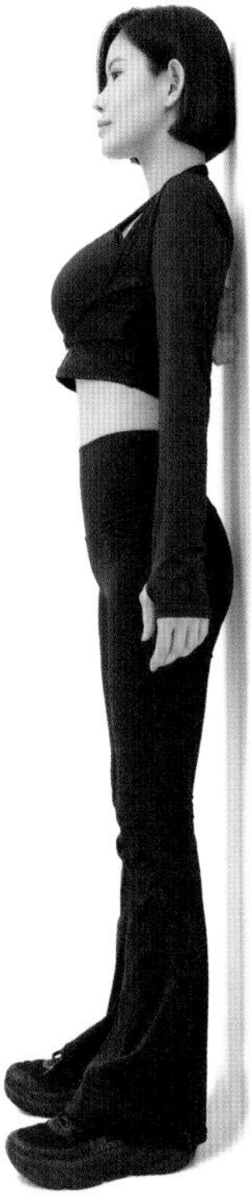

立って行うとき

壁に密着するほどかかる圧は減ります。痛みが気になる場合はなるべく壁の近くに立ち、逆に物足りない場合は壁から少し離れて自重をかけるようにしましょう。

寝て行うとき

自重がかかるので、立って行う場合に比べて刺激が強くなります。痛みが強い場合は足に力を入れて、体にかかる圧力を減らしてください。

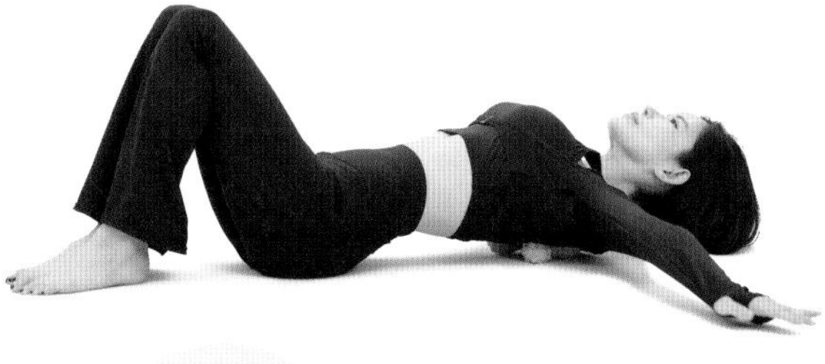

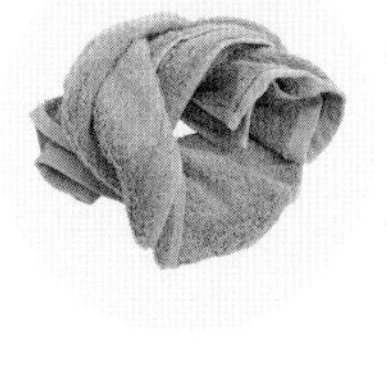

腰が反って痛い人は、隙間にタオルを置いても OK

SHINKEI HAJIKI

肩甲骨まわりの神経をはじいて だるくて重たい上半身をケア！

本来、人間の骨格は首から腰にかけてＳ字ラインを描いています。ところが近年は、スマホやパソコンの長時間利用によって、首が一直線の「ストレートネック」や、背中が湾曲する「猫背」など、Ｓ字ラインを描いていない誤った姿勢が定着しがち。

ストレートネックや猫背の姿勢だと、頭を正しく支えることができません。正しいＳ字ラインを描いていれば、背骨の真上に頭がのるので、首や背中にかかる重さは４～５キロ程度です（大人の頭の重さは体重の10％程度）。

それに対して誤った姿勢の場合は、頭が前に突き出ることで重心がずれてしまうため、20キロ以上の負担が首や背中にかかると言われています。そのため、常に重たい頭を支え続けることとなり「上半身がだるくて重い」という不調に見舞われてしまうのです。

そこで大切なのが、背中の神経をはじくこと。特に肩甲骨まわりの筋肉は、上半身のこりと大きく関係しています。

例えば、背中の下部からワキの下にかけて広がっている「広背筋」。ここがこり固まると、姿勢が悪くなると同時に肩こりや背中のこりの原因に。また、胸の上部から肩甲骨にかけてつながっている「小胸筋」は、肩甲骨を引き下げる働きがあるため、ここがこるとバストのこりや巻き肩の原因になります。

このように、肩甲骨まわりの筋肉は、上半身の姿勢や健やかさに大きく関係しているのです。

神経はじきでほぐれる肩甲骨まわりの筋肉

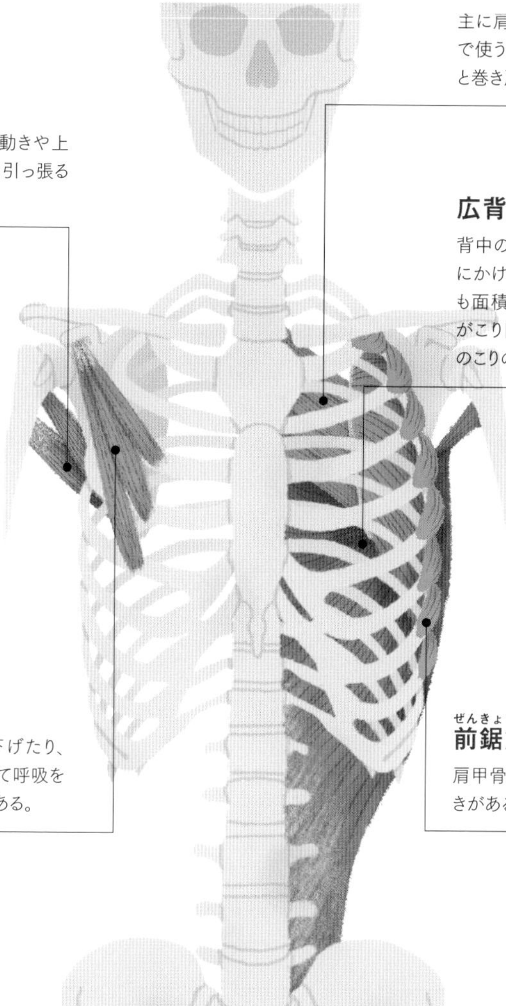

大菱形筋《だいりょうけいきん》

主に肩甲骨を寄せる動きで使う。ここがこり固まると巻き肩になりやすくなる。

大円筋

腕を後ろに引く動きや上方の物を下方に引っ張る動きで使う。

広背筋

背中の下部からワキの下にかけて広がる背中で最も面積の大きい筋。ここがこり固まると肩や背中のこりの原因に。

小胸筋

肩甲骨を引き下げたり、肋骨を引き上げて呼吸を補助する働きがある。

前鋸筋《ぜんきょきん》

肩甲骨を前に押し出す働きがある。

動画で
CHECK!

立って行う神経はじき

1

基本の動き

「肩甲骨ゆらゆら」

最も簡単にできる、神経はじきの基本となるエクササイズです。
ボールが転がる感覚や、こりがほぐれる心地よさを体感しましょう。

回数
10往復

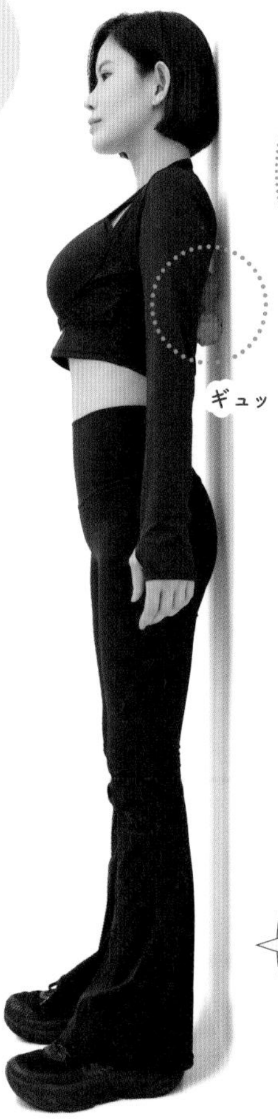

ボールはここ!

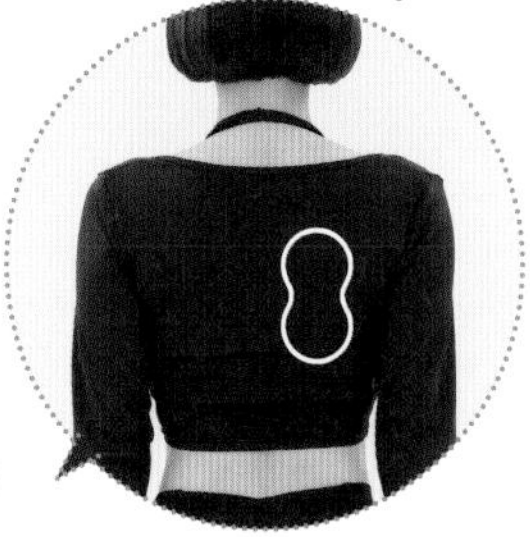

・肩甲骨と背骨の間
・縦向きに1個

1 ボールを肩甲骨の間に押し当てる

壁を背にして立ち、右の肩甲骨と背骨の間にボールを押し当てる。

足は肩幅に開く

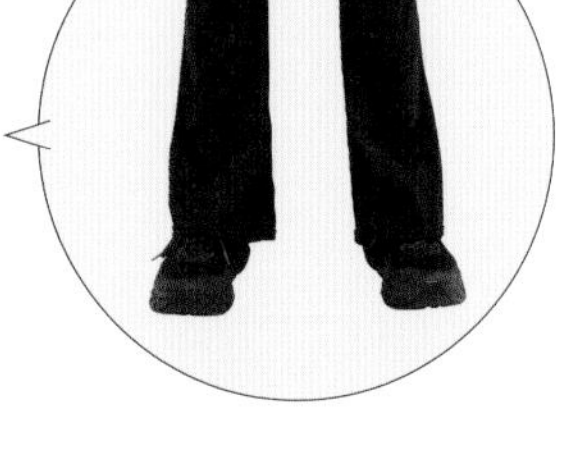

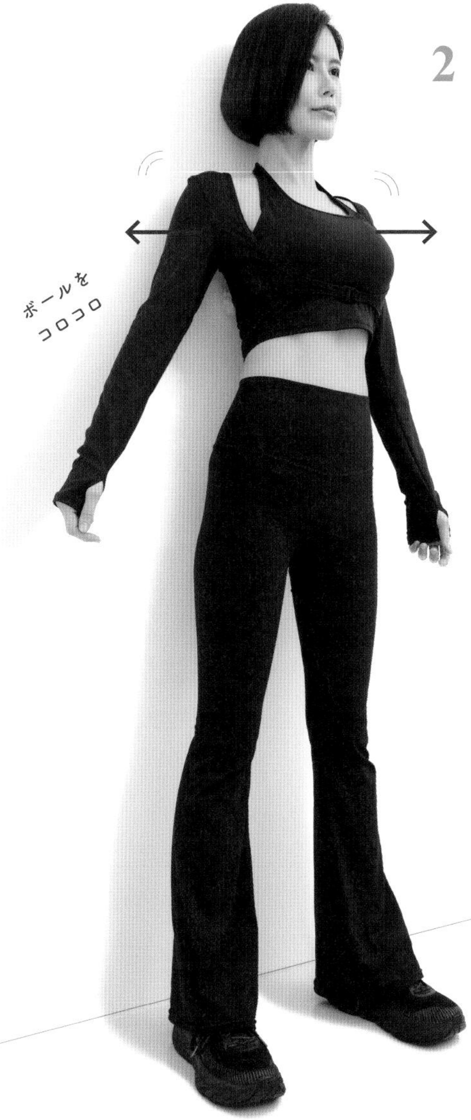

2 上半身を左右に揺らす

そのまま壁に体重をかけていき、体を左右にゆっくり揺らす。揺れている間にボ　ルが横向きになったり、ずり落ちてきたりしたとしても、気持ちがよければそれでOK。反対側も同様に行う。

さらに効果アップ

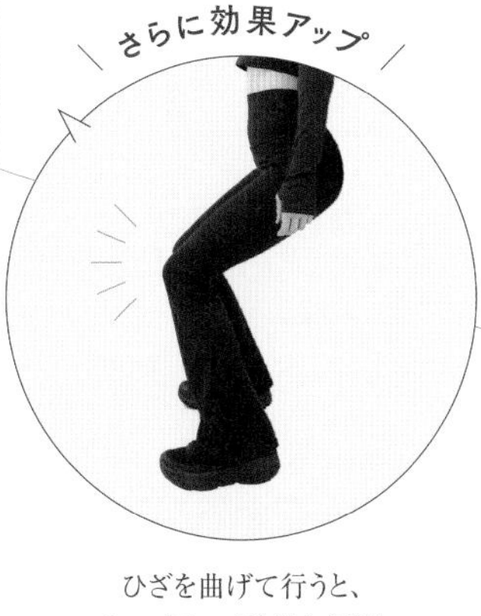

ひざを曲げて行うと、
ヒップアップ効果もあり！

動画で
CHECK!

立って行う神経はじき
2

肩まわりをほぐす

「壁ワイパー」

腕を大きく振ることで肩や胸まわりの筋肉をほぐします。背中に当てたボールが適度に転がるから肩甲骨まわりにもアプローチできます。

回数
左右
各10回

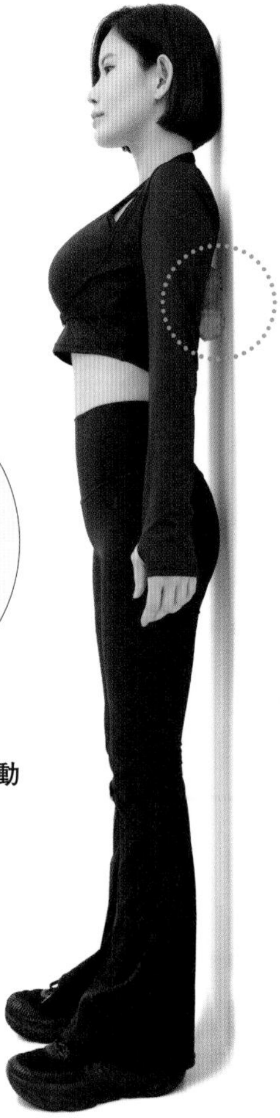

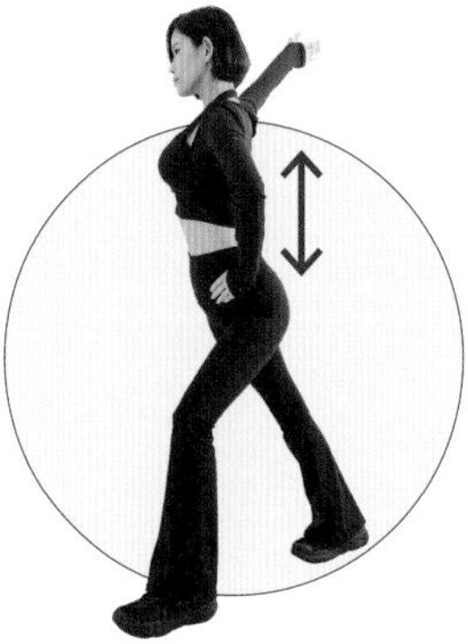

まずはボールなしで準備運動

上半身の右側を壁につけて、
右腕を斜め後ろに伸ばす。
左脚は前に伸ばし、
ひざを曲げ伸ばししながら
右腕で半円を描くように
体を上下に動かす。
反対側も同様に行う。

ボールはここ!

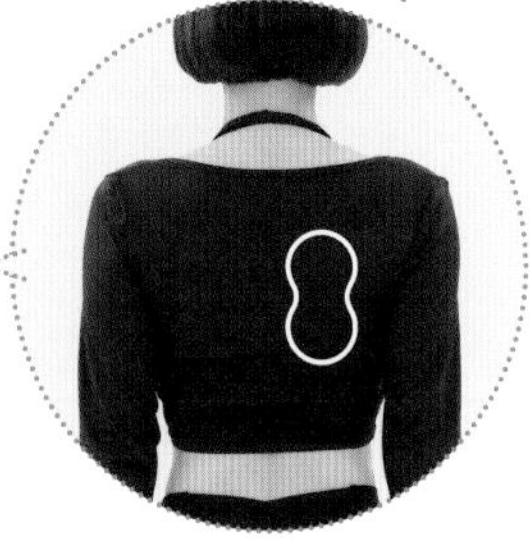

・肩甲骨と背骨の間
（動かす腕側）
・縦向きに1個

1 ボールを背中に当てて立つ

壁を背にして立ち、右の肩甲骨と背骨の間にボールを押し当てる。

2 小胸筋をもみながら、腕を大きく動かす

右腕を横に伸ばし、体を左右に揺らしながら、左手で小胸筋をもみ、右腕をワイパーのように大きく動かす。腕を大きく動かしながら小胸筋をもむことで、頑固なこりもほぐれやすくなる。反対側も同様に行う。

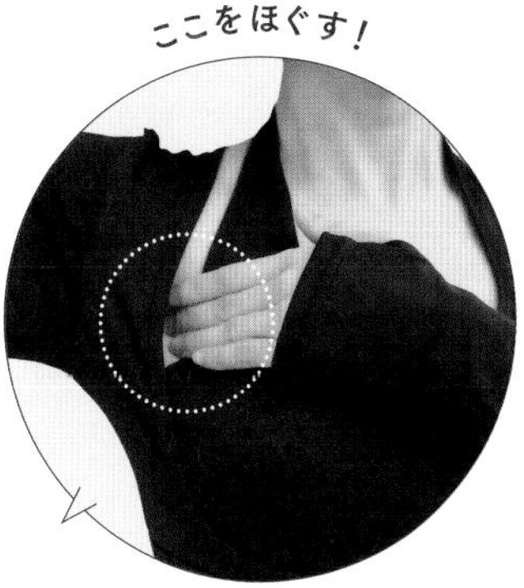

小胸筋(ワキの下〜胸のあたり)をほぐす。
腕を横に伸ばしたときに
突っ張る筋肉を中心に、
痛気持ちいい強さでもみほぐして。

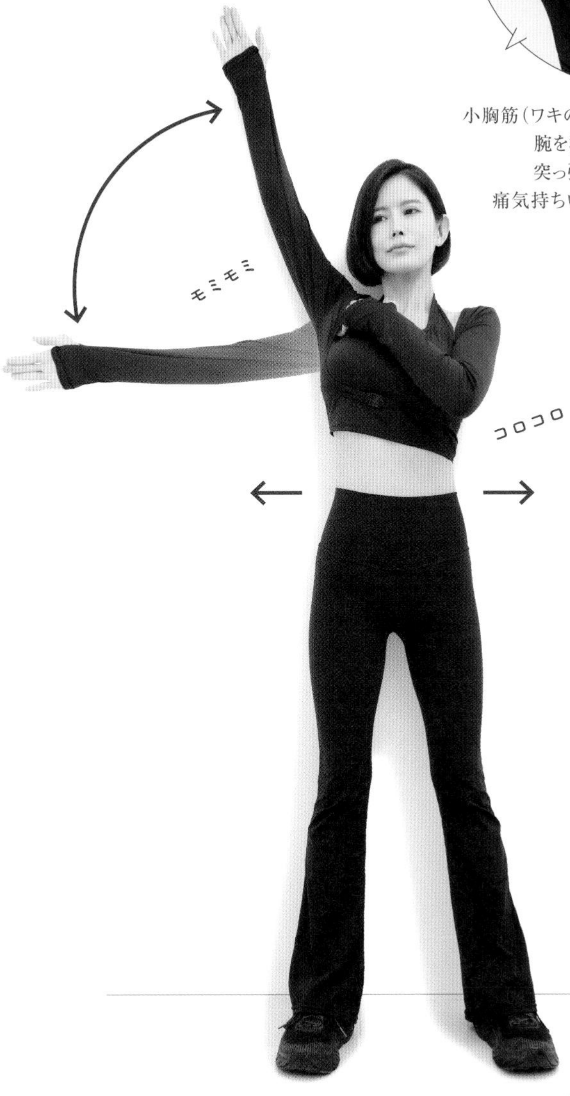

動画で
CHECK!

立って行う神経はじき 3

丸まった姿勢を正す

「壁向きワイパー」

デスクワークで前屈みの姿勢がクセになっている人におすすめ。
腕を後ろに伸ばしながらボールで刺激することで、巻き肩が改善!

回数

左右
各10回

肩こり

巻き肩

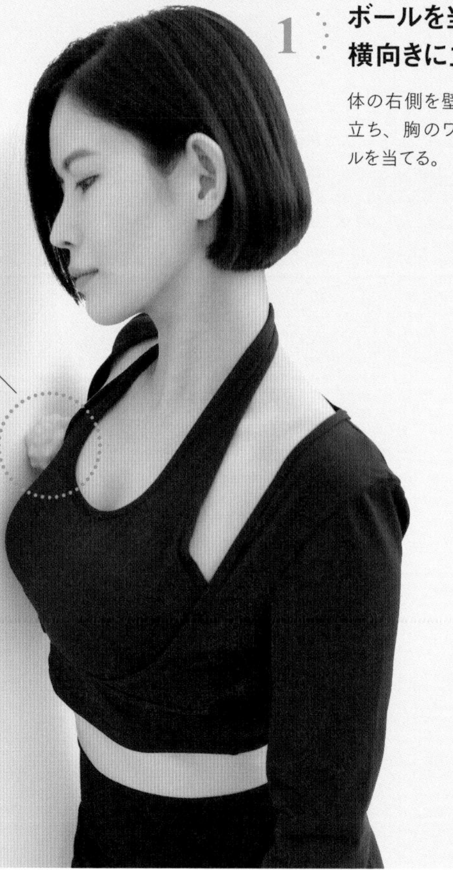

1 ボールを当てて横向きに立つ

体の右側を壁につけて立ち、胸のワキにボールを当てる。

ボールは胸のワキに

胸のワキに横向きに当てる。こわばって突っ張っているところが◎。

ボールはここ!

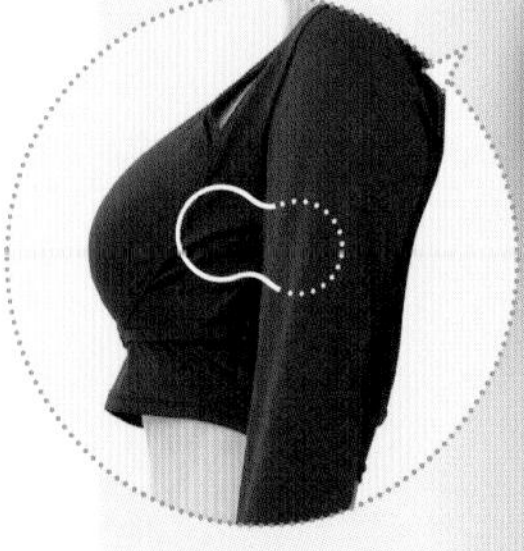

- 胸のワキ
- 横向きに1個

2 腕を上下に動かす

右脚を前に出し、左脚は後ろにまっすぐ伸ばす。右脚を軽く屈伸させながら、右腕を伸ばしたままワイパーのように上下に動かす。左手は壁につけるとバランスが取りやすい。体の向きを入れ替えて反対側も同様に。

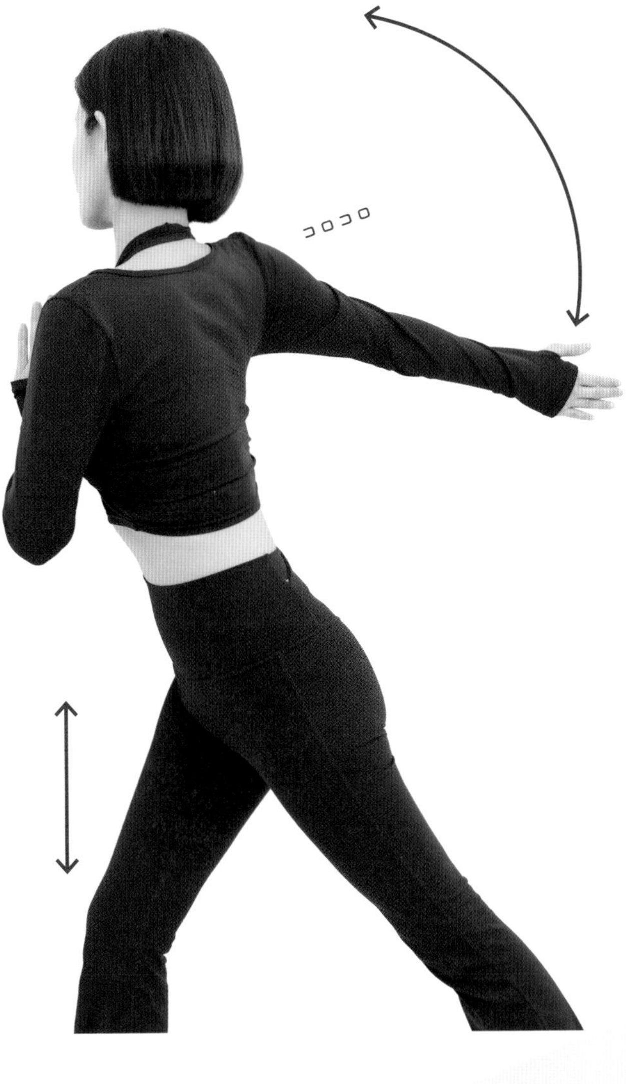

動画で
CHECK!

寝て行う神経はじき

1

カチカチ背中に！

「肩甲骨Wゆらゆら」

基本の神経はじき「肩甲骨ゆらゆら」の仰向けバージョン。
自重がかかる&ボールを2個使うことでより広範囲を一度にほぐせます。

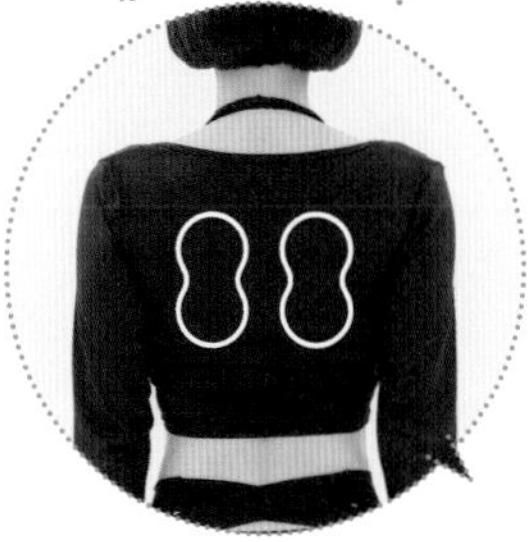

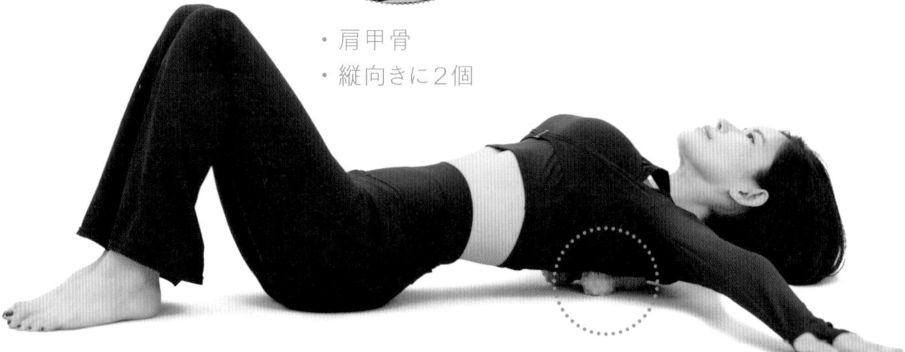

肩こり

背中のこり

1　ボールを肩甲骨に2個当てる

ボールを縦の向きで2つ並べて仰向けになり、背中のこっている部分に当てる。ひざを曲げて、両脚を閉じる。反り腰でこの体勢がきつい人は腰の下にタオルを置いても OK。

2 体を左右に揺らす

そのまま体を左右に揺らす。両腕は横に伸ばして
床から少し浮かせると、ボールを転がしやすい。

回数
10往復

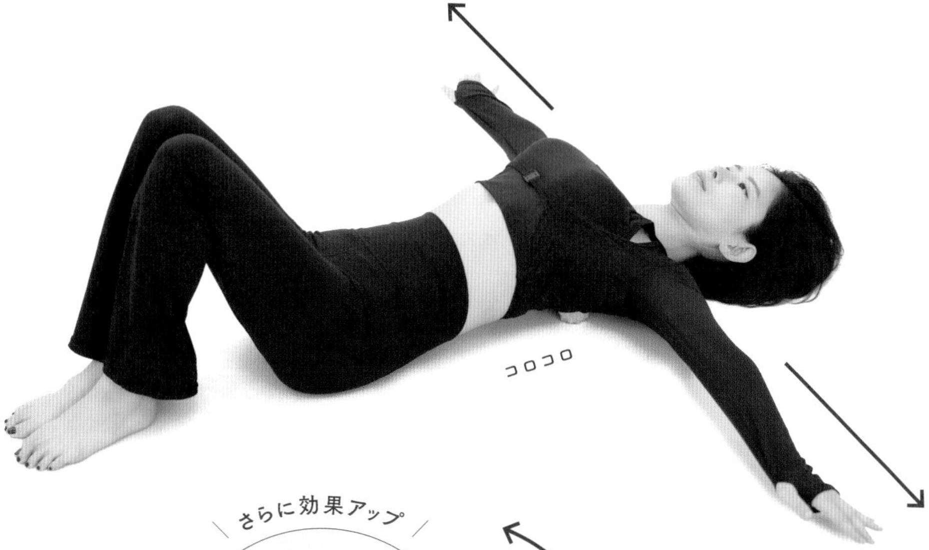

さらに効果アップ

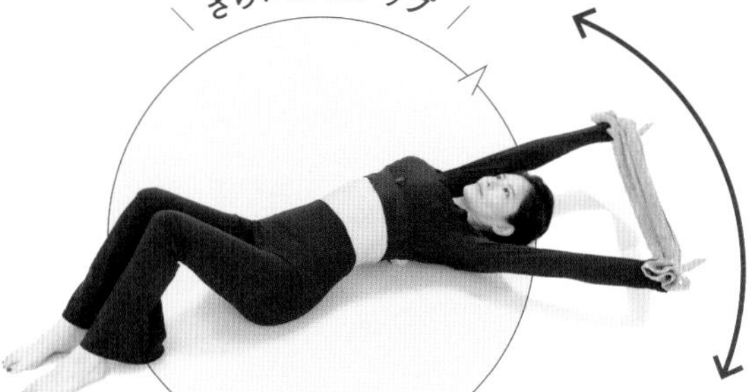

タオルを持って弧を描くように
上半身を動かすと、肩甲骨が
大きく開いて効果がアップ。

動画で
CHECK!

寝て行う神経はじき

2

全身をスタイルアップ

「ワキ・腰コロコロ」

ワキと腰を同時にほぐして、巻き肩&ゆがんだ股関節にアプローチします。
外ももの張りがほぐれるから美脚効果も期待できます。

回数
左右
各10回

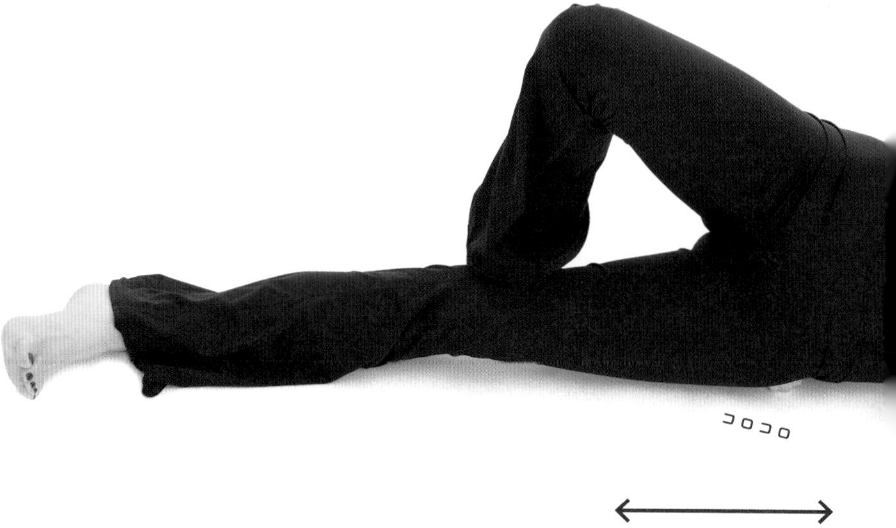

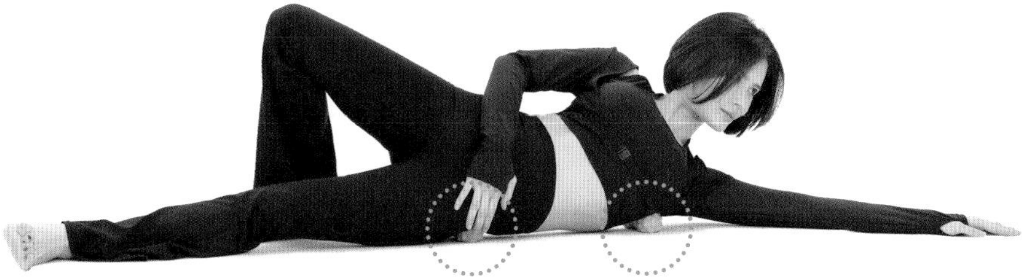

1 左向きに横たわり、ワキと骨盤にボールを当てる

体の左側を床につけて横たわり、ボールを指定の位置に置く。左腕と左脚を伸ばして右ひざを立て、体をできるだけまっすぐに保つ。

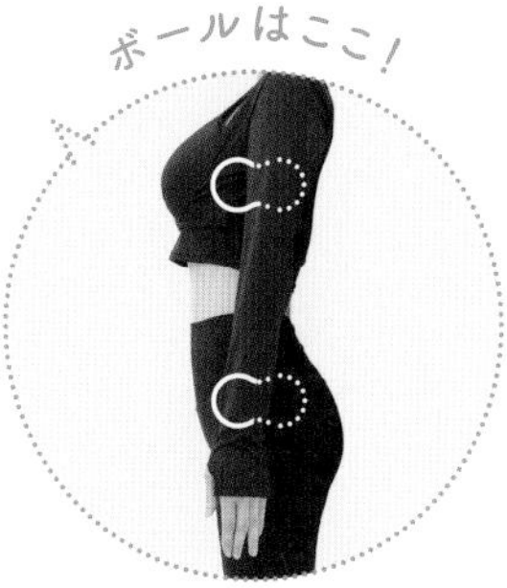

・ワキと骨盤の横
・横向きに2個

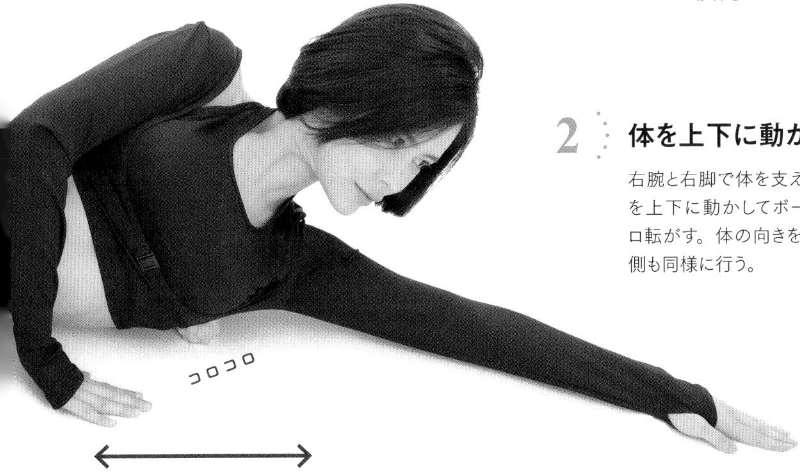

2 体を上下に動かす

右腕と右脚で体を支えながら、体を上下に動かしてボールをコロコロ転がす。体の向きを変えて反対側も同様に行う。

動画で
CHECK!

寝て行う神経はじき

3

肩甲骨を広げる

「タオルバンザイ」

バンザイ運動で肩甲骨をダイナミックに動かします。背中のくびれの位置に置いたボールが転がることで、より効果的に肩甲骨が開きます。

1 タオルを持って仰向けに

ボールを指定の位置に置き、ひざを立てて仰向けになる。肩幅よりやや広めにタオルを持ち、両手でバンザイをする。

肩こり

腰痛

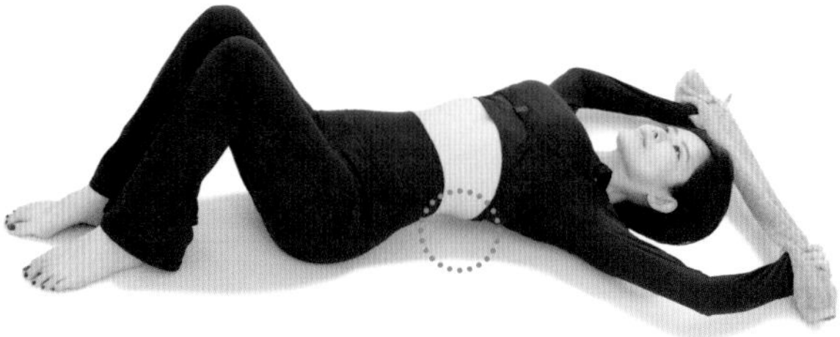

ボールはここ!

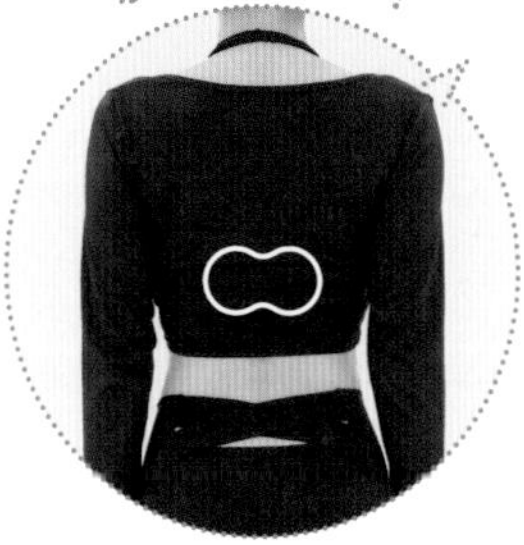

- 肩甲骨の下
- 横向きに1個

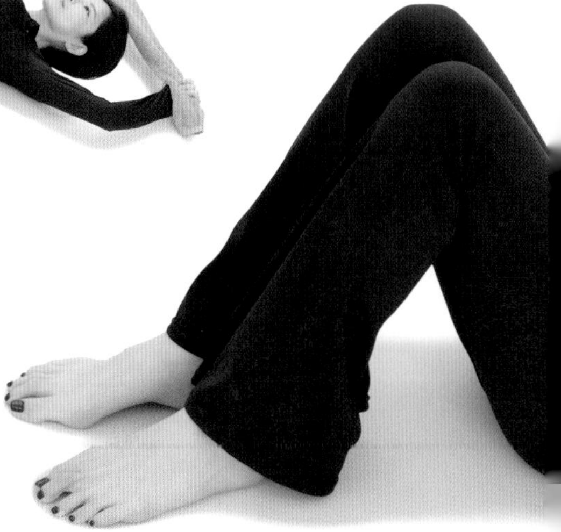

2 腕を曲げ伸ばしする

そのまま両腕をワンツー、ワンツーとリズミカルに曲げ伸ばしする。タオルの動きに合わせてお尻も同方向に動かすとさらに効果的（ボールを転がしながらお尻を軽く浮かせて）。

回数
10回

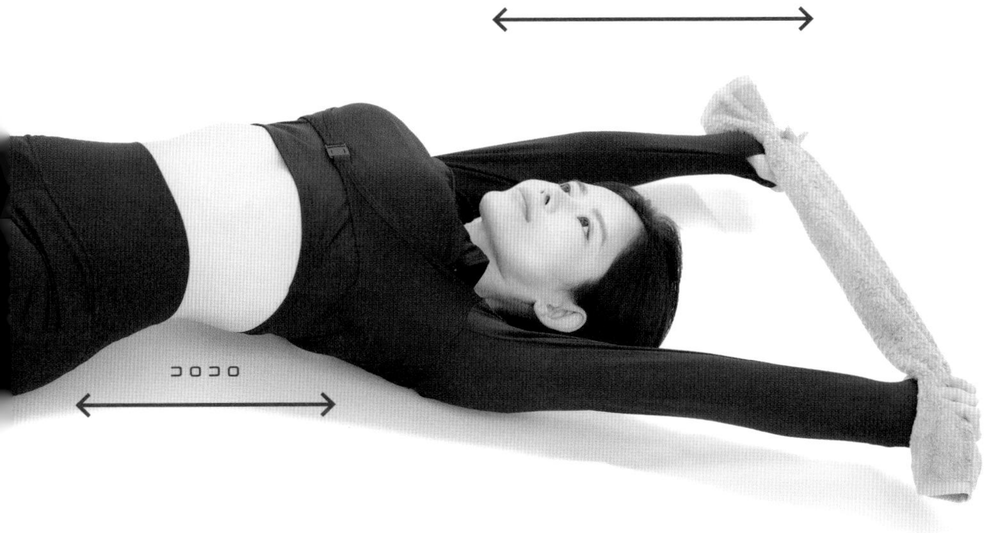

SHINKEI HAJIKI

見た目の美しさや体調が改善！
股関節をゆるめて骨盤のゆがみを正す

股関節は太もものつけ根に位置する関節で、立つ・歩くといったあらゆる動作で使われています。そして、実は股関節の動きに関与する筋肉の総量は、人体の関節の中で最大。つまり、股関節に不具合があると、それだけ多くの筋肉に影響が及んでしまうのです。

現代人は、デスクワークなどで座りっぱなしの時間が長いので、股関節が固まりがち。それにより、股関節とつながっている骨盤も、前後左右に傾いたり、ねじれたりする「ゆがみ」が生じやすくなります。そうすると正しい姿勢を保てないため、下腹がぽっこり出たり、腰痛、お尻のこりなど様々な不調の原因に。

また、骨盤がゆがむと骨盤内の血流が滞るため、生理痛やPMSなどの症状が重くなることもあります。

つまり、股関節や骨盤まわりの不具合を放置することは、見た目を悪くするだけではなく、こりや女性特有のつらい症状を招く元凶となってしまうのです。

そこで大切なのが、股関節の動きをスムーズにして、骨盤を正しい位置に戻すこと。骨に直接アプローチするのも一案ではありますが、骨に付随するこり固まった筋肉に引っ張られて、すぐに元に戻ってしまう恐れがあります。したがって、本書では、骨そのものではなく、股関節や骨盤に影響を与える筋肉のこりをほぐし、それぞれが正しい位置に戻りやすくなるようにアシストする方法を紹介します。

神経はじきでほぐれる骨盤まわりの筋肉

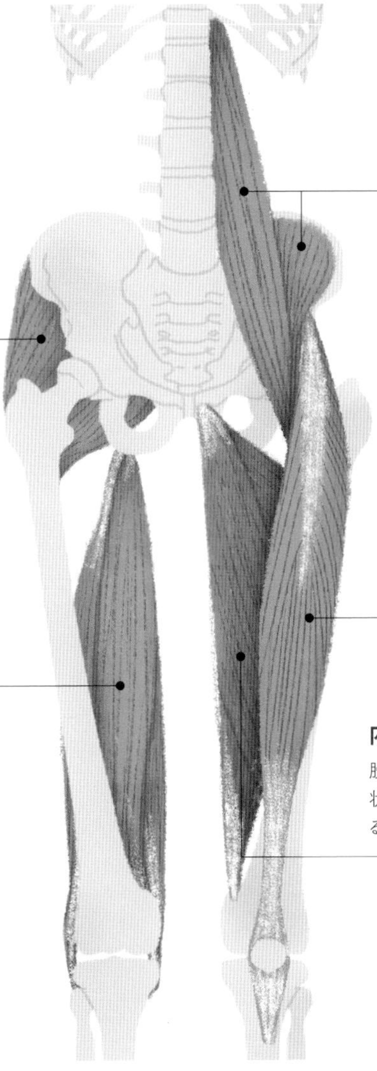

殿筋群《でんきんぐん》

歩行や立ち上がる動作など股関節の伸展をともなうあらゆる動きに使われる。片足立ちのときに骨盤が落ちないように維持する働きも。

ハムストリング

歩行や前傾した体勢から上体を起こす動作などで使われる。

腸腰筋

主に脚をつけ根から前に振る動作で使われる。

大腿直筋

立ったり歩いたりするときの動作で使用。

内転筋群

股をとじたり、股を開いた状態で立ったり座ったりする動きなどで使われる。

動画で
CHECK!

準備のストレッチ

1

骨盤のゆがみを取る「両ひざパタパタ」

まずは股関節の動きをスムーズにするストレッチを行います。
慣れてきたら省略してもOKです。

回数
10往復

1 脚をパタンと倒す

床に座り両手を後ろにつく。両ひざを軽く曲げて、左脚のももの外側と、右脚のももの内側を床につける。

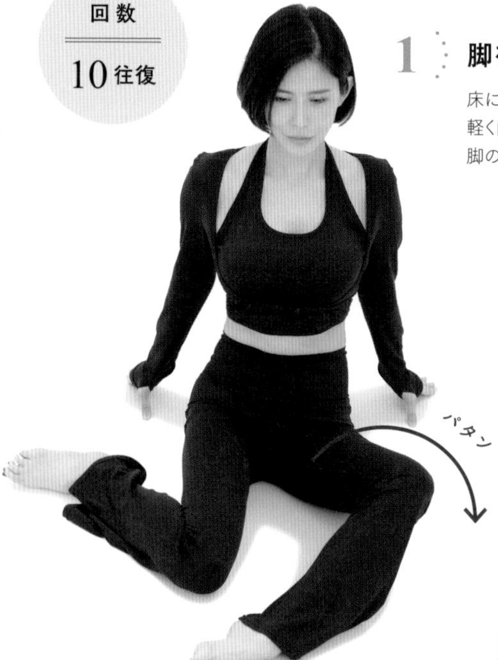

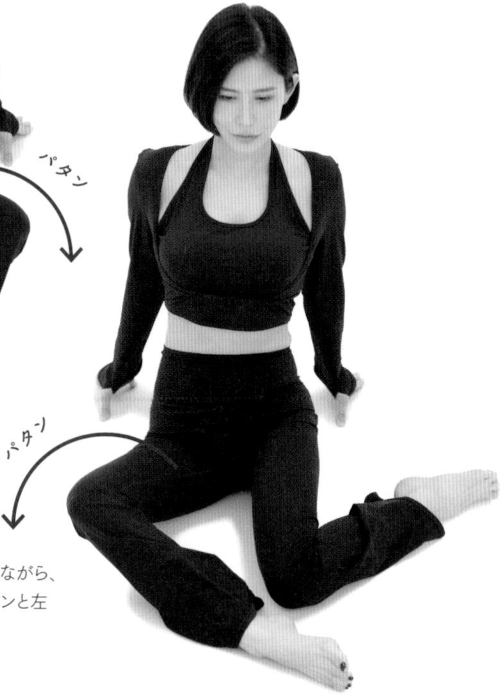

2 反対側にも倒す

股関節が動いていることを意識しながら、逆側にも脚を倒す。パタン、パタンと左右に倒す動きを10回繰り返す。

準備のストレッチ
2

動画で
CHECK!

股関節の可動域を広げる

「お尻ストレッチ」

脚を大きく後ろに伸ばすことで体重が脚にのり、股関節の柔軟性が高まります。
座りっぱなしで硬くなったお尻を柔らかくする効果も。

回数
左右
各10秒

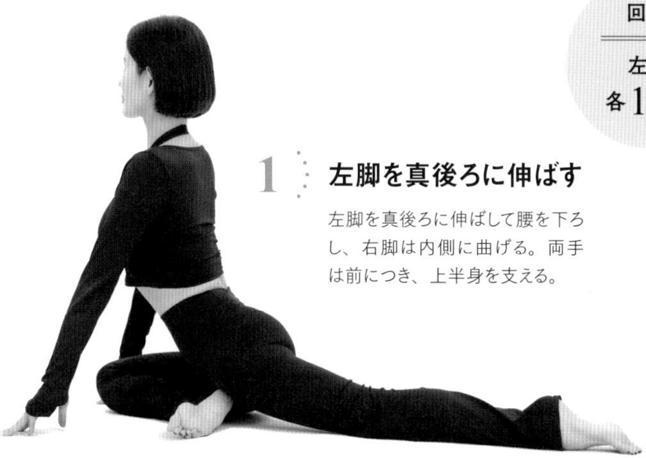

1 左脚を真後ろに伸ばす

左脚を真後ろに伸ばして腰を下ろし、右脚は内側に曲げる。両手は前につき、上半身を支える。

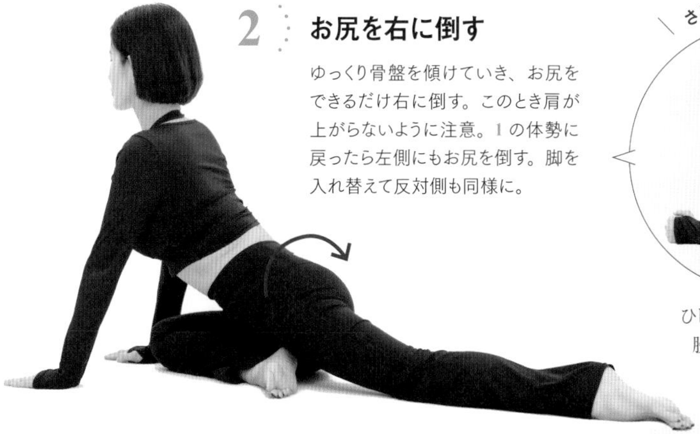

2 お尻を右に倒す

ゆっくり骨盤を傾けていき、お尻をできるだけ右に倒す。このとき肩が上がらないように注意。1の体勢に戻ったら左側にもお尻を倒す。脚を入れ替えて反対側も同様に。

さらに効果アップ！

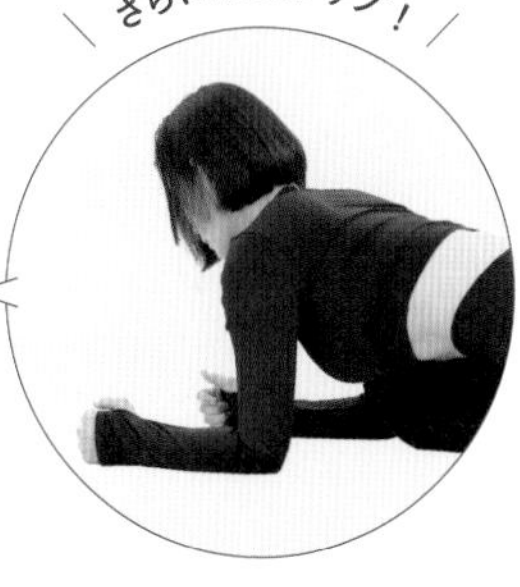

ひじをつけて行うと、
股関節の内側が
さらに伸びる！

動画で
CHECK!

寝て行う神経はじき 4

骨盤まわりに効く

「卍《まんじ》ストレッチ」

骨盤まわりを効率的にほぐすことで、後傾した骨盤を正しい位置に導きます。
反り腰やぽっこり下腹が改善する効果もあります。

股関節の柔軟性アップ
反り腰
ぽっこり下腹

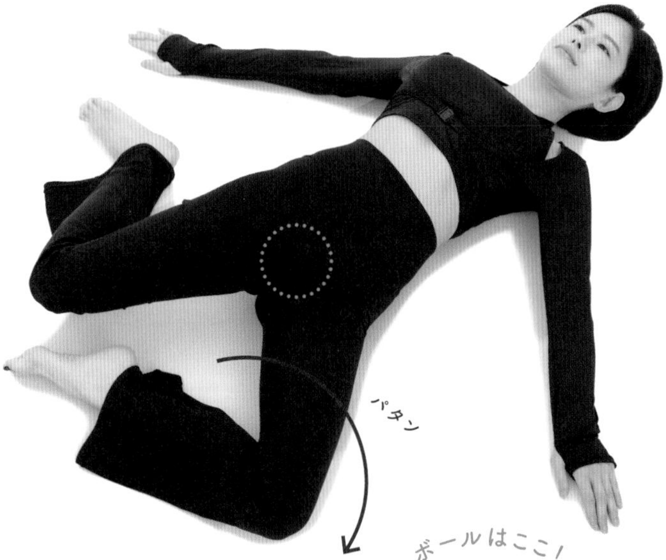

1 仰向けになって脚を卍の形に

ボールを仙骨の下に置き、仰向けになる。両手は軽く広げて、左脚の外ももと右脚の内ももを床につける。腰が反ってしまう人はタオルを置いてもOK。

ボールはここ!

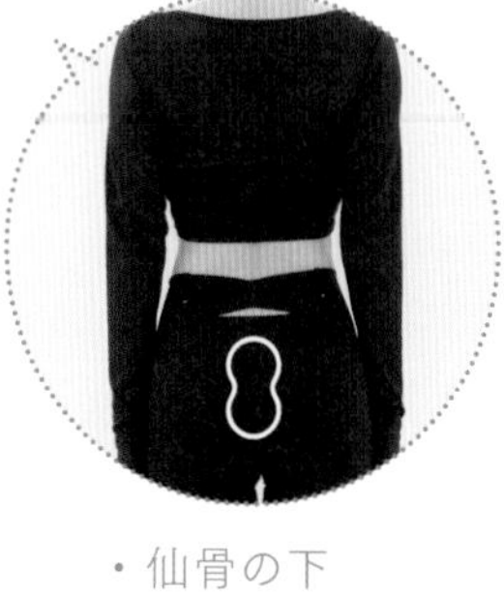

・仙骨の下
・縦向きに1個

2 反対側にも同様に

反対側にも同様に脚を倒す。股関節がこり固まっている人は動かしにくいので、無理をせずゆっくり行って。

回数

10往復

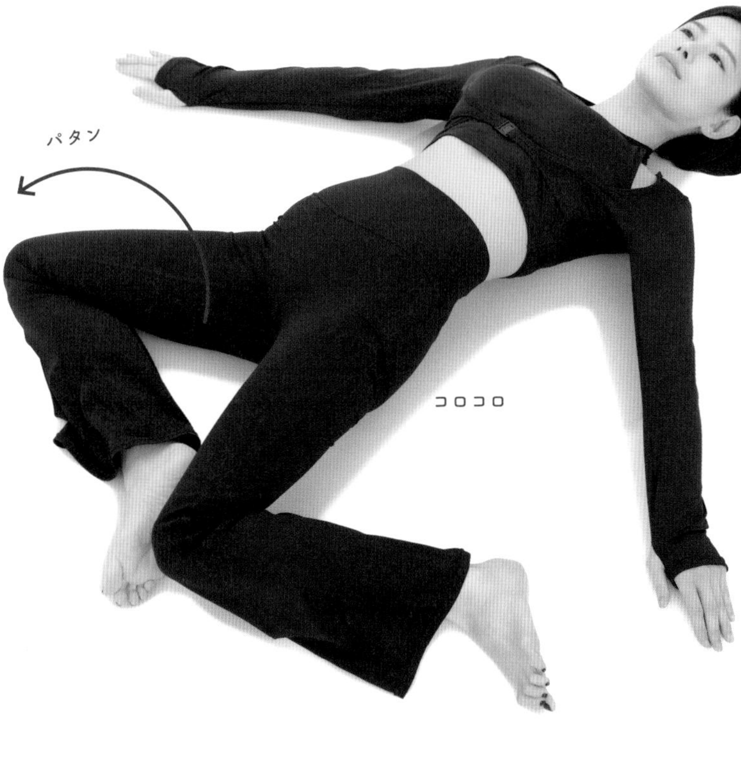

特別編

ボールを使わない神経はじき

動画で
CHECK!

バスト&足首はじき

実は胸のまわりや足首が硬いと猫背の原因に。
足が上がらず転倒する恐れもあるのでしっかりほぐして。

回数

左右
各10回

指ではじくように

胸の上と足の甲を、人差し指と中指で、奥から手前に指をはじくようにしてほぐす。反対側も同様に。

猫背

つまずき防止

ここをほぐす!

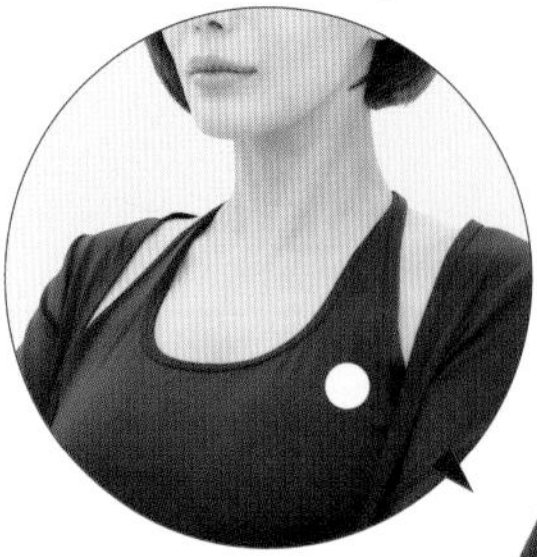

鎖骨の下、バストの
上部の
こっている部分。

ここをほぐす!

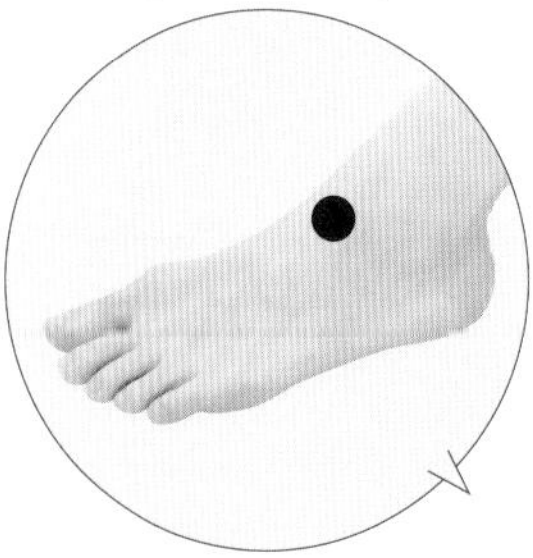

足首の少し下の
こりこりする部分。

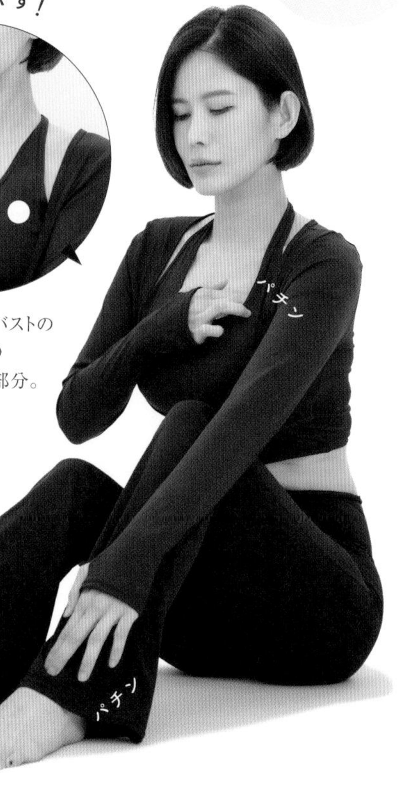

ボールを使わない神経はじきを3つ紹介します。お風呂の中でもできるように、省スペースで行えるものを厳選しました。

回数
左右
各10回

ながら肩回し

動画でCHECK!

こり固まった小胸筋をほぐします。
硬くなって垂れ気味のバストを、ふっくら柔らか&上向きに。

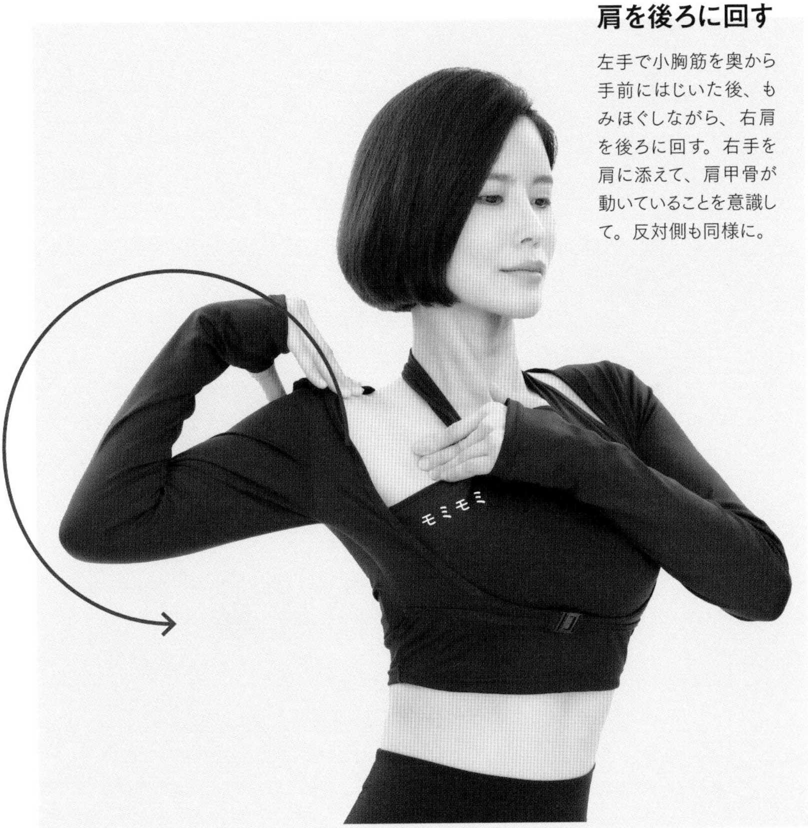

肩を後ろに回す

左手で小胸筋を奥から手前にはじいた後、もみほぐしながら、右肩を後ろに回す。右手を肩に添えて、肩甲骨が動いていることを意識して。反対側も同様に。

動画で
CHECK!

二の腕しぼり

ブラからはみ出た、本来は胸の一部だったお肉を
柔らかくもみほぐすことで、正しい位置に戻していきます。

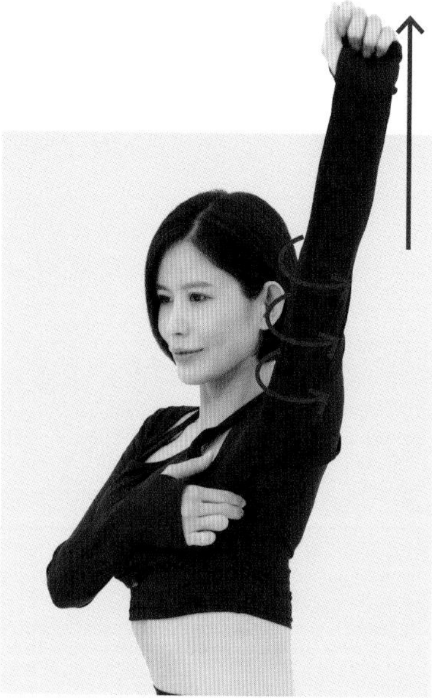

1 左手を突き上げ、右手で胸のハミ肉をもむ

左手をグーにして体の外側に突き上げ、右手で左のワキの下（ブラからはみ出ている胸のお肉）をはじくようにしてマッサージする。

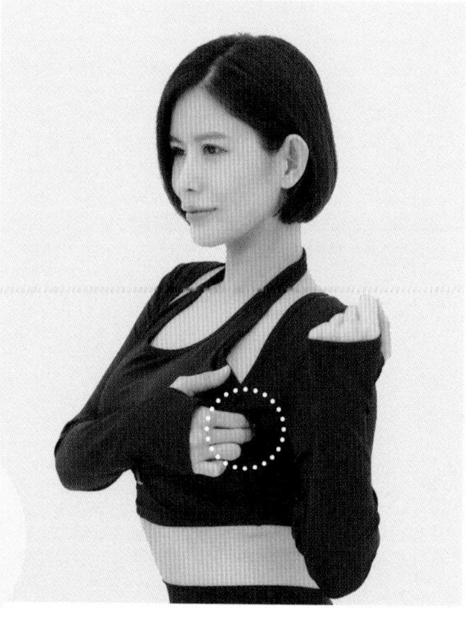

2 雑巾しぼりのように ぎゅ〜っとひじを曲げる

ワキの下をもみながら、左手のグーを内側に向けていき、ひじを曲げる。二の腕を雑巾しぼりのようにぎゅ〜っと刺激するイメージで。反対側も同様に行う。

回数
左右
各10回

Question & Answer

素朴な疑問を解決！
神経はじきQ&A

いざ実践してみると不明点が出てくることもあるでしょう。
下記を参考にしながら、無理せず楽しく続けてください。

Q いつ行うのがおすすめ？

血流がよくなっているお風呂上がりがベスト。筋肉がほぐれやすいので効果を得やすくなります。また、入浴後は副交感神経が優位になるため、リラックス効果も高まります。もちろん忙しいときは隙間時間に行えばOK。

Q どのくらいで効果が出る？

体のゆがみ具合にもよりますが、毎日行えば1週目で体の痛み（こり）が減ってきて、2週目で気持ちよくなり、3～4週目で体のラインが変わることが多いです。「やらないと気持ち悪い」と習慣化できればしめたもの。

Q とにかく痛いです。続けても大丈夫？

痛みが強いということは、それだけ重症だということ。痛みは伸びしろなのでトライしてほしいですが、翌日も痛みが残る場合は力を加えすぎているかもしれません。体にかける圧を弱めに調整してみてください。

Q やっているうちにボールがずれてくる

たしかに慣れるまでは思い通りにいかないかもしれません。慣れの問題なので、ずれてきたらその都度正しい位置に戻しましょう。続けていくうちにボールの転がし方や体の動かし方が上手になっていきますよ。

Q 布団の上でやってもいい？

布団やマットレスなど、柔らかいものの上だと体が沈み、ボールも転がしにくいので△。ヨガマットがない場合は床で行うのがベター。直接寝転ぶと痛いのでラグやタオルをしいて取り組みましょう。

Q 「立って行う」と「寝て行う」の違いは？

立って行う神経はじきのメリットは、場所を取らないこと。デスクワークや家事の合間など隙間時間に◎。寝て行う神経はじきは、自分の体重がかかる分、より強い圧をかけることができ、効果が高まります。

Q 種類が多くてどれをやるか迷う

今日一番つらいと感じるところをやりましょう。肩が痛いなら肩こりに効果があるエクササイズの中で、自分がやりやすいものを選べばOKです。慣れるまでは1つずつ試していき、相性がいいものを探すのもいいですね。

Q 効果はどれくらい持続する？

日々の意識をどう保つかによって変わってきます。1日10分エクササイズをしても残りの23時間強を悪い姿勢で過ごしていたら、すぐに元に戻ってしまいます。ふだんから正しい姿勢を意識することが大切です。

PART 3

神経はじきの効果を高め、美姿勢を作るトレーニング

「神経はじき」と合わせて取り組むことで、
より体を健やかに導くトレーニングを厳選して紹介。
筋肉を正しく使えるようになれば、
しなやかで軽い、若々しい体に変わっていきます。

SHINKEI HAJIKI

筋肉を効果的に鍛えることで
ゆがみにくい体へ

神経はじきは、こり固まった筋肉をほぐし、誤った位置で固着した骨を整えるために行うエクササイズです。それに対して、これから紹介するトレーニングは「筋肉や骨に正しい位置を覚えさせるため」に行うものです。

例えば、巻き肩の人が肩からバッグを下げる場合。肩関節が内側に入り込んでいるせいで、使う筋肉も本来とは異なるものになっています。その結果、関係のない筋肉が引っ張られたり、骨がゆがんだりして痛みが生じることがあります。ですから、体を健やかに使うためには、正しい姿勢で適切な筋肉を使うことが大事。そこで大切になってくるのがトレーニングです。

神経はじきのエクササイズでほぐれた筋肉と骨は、自分の本当の居場所を探している状態にあります。そんなときにトレーニングを行い、筋肉を正しく使っていくと、筋肉は次第に理解していきます。「自分はずっとあそこにいるのが正しいと思っていたけど、本当はここで、こういう動きをするときに働くべきだったんだ」と。

神経はじきで、せっかく筋肉や骨をケアしても、放っておいたらすぐに元の悪い状態に戻ってしまいます。だからこそ、トレーニングで、「ほぐす×整える」を同時に行っていくことが大事です。トレーニングといっても、難しいものは一切ありません。神経はじきと相性がいいものを厳選しているので、自由に取り入れてください。

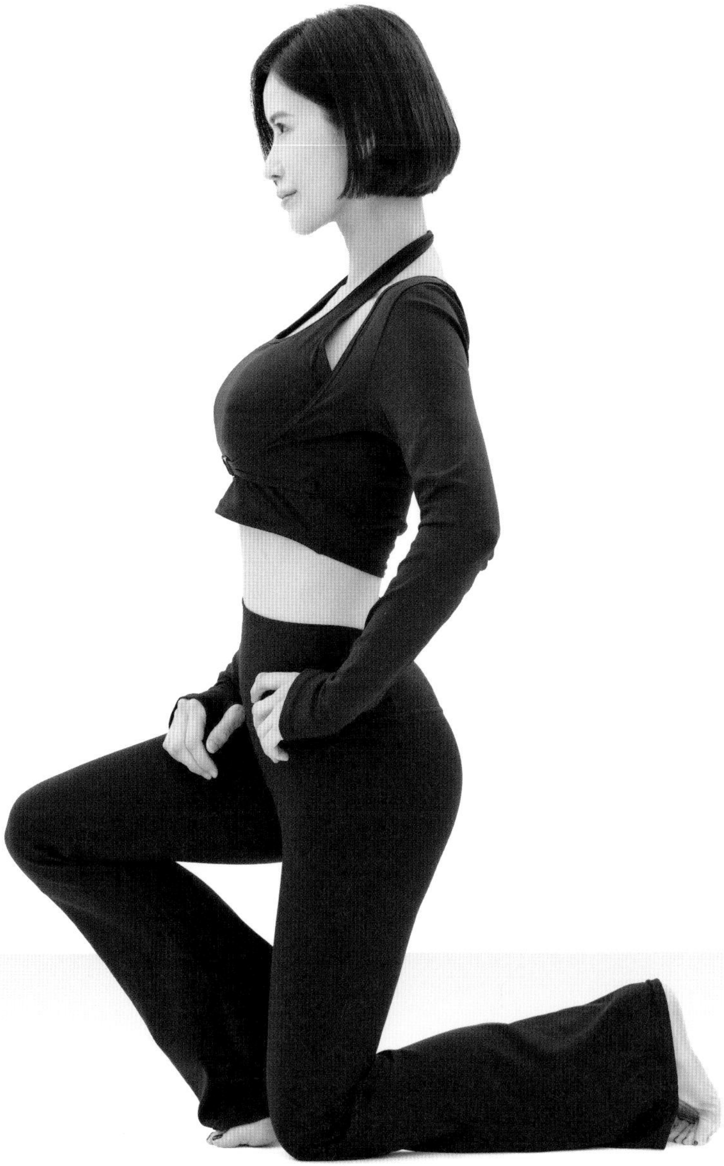

動画で
CHECK!

SHINKEI HAJIKI

骨盤底筋群を鍛える

「ハトのポーズ」

エレベーターが上がったり下がったりするようなイメージで体を動かします。
膣を引き締めるようにして行うと効果がアップ。

回数

左右 各10回

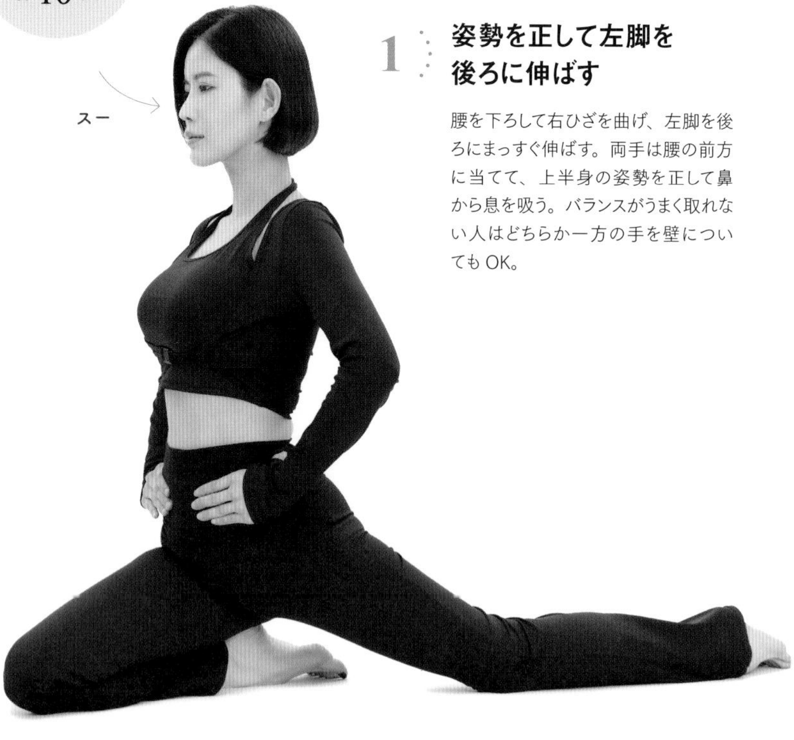

1 姿勢を正して左脚を後ろに伸ばす

腰を下ろして右ひざを曲げ、左脚を後ろにまっすぐ伸ばす。両手は腰の前方に当てて、上半身の姿勢を正して鼻から息を吸う。バランスがうまく取れない人はどちらか一方の手を壁についてもOK。

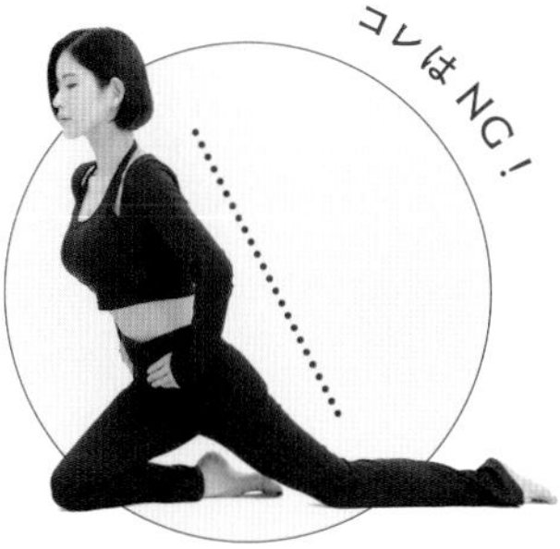

上半身が前傾するのはダメ。
腰が硬い人は
傾きやすいので注意。

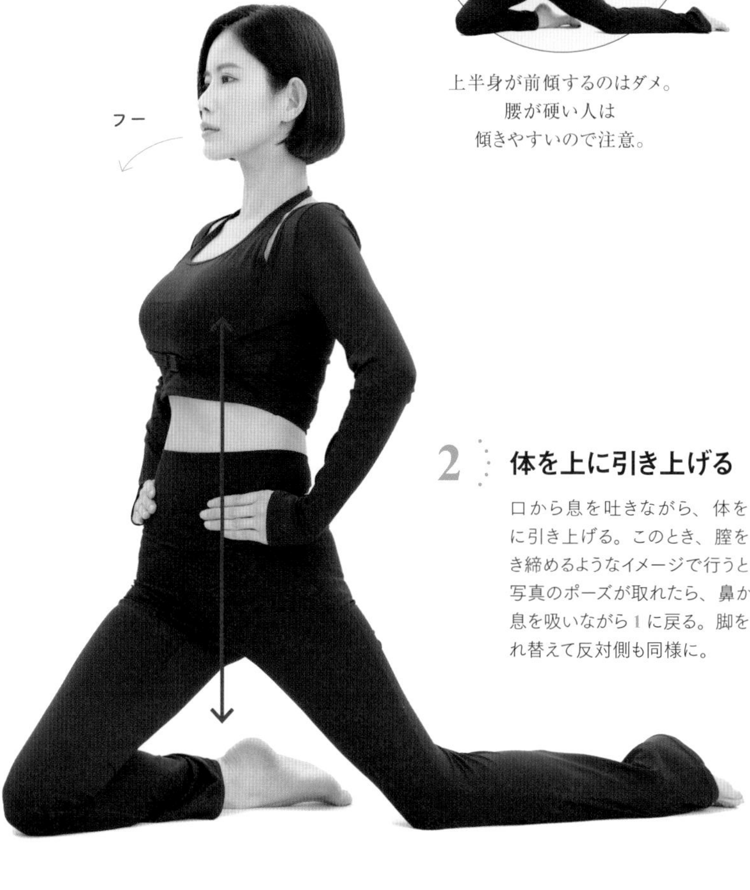

2 体を上に引き上げる

口から息を吐きながら、体を上に引き上げる。このとき、腟を引き締めるようなイメージで行うと◎。写真のポーズが取れたら、鼻から息を吸いながら**1**に戻る。脚を入れ替えて反対側も同様に。

動画で
CHECK!

SHINKEI HAJIKI

骨盤底筋群を鍛える

「逆卍ストレッチ」

股関節の柔軟性を高めるトレーニングです。足が上がりにくくて
つまずきやすい人や、骨盤まわりにお肉がつきやすい人におすすめ。

1 骨盤を起点に下半身をひねる

うつ伏せになり、両ひじで上半身を
支える。下半身は骨盤を起点にして
右側の床に傾ける。

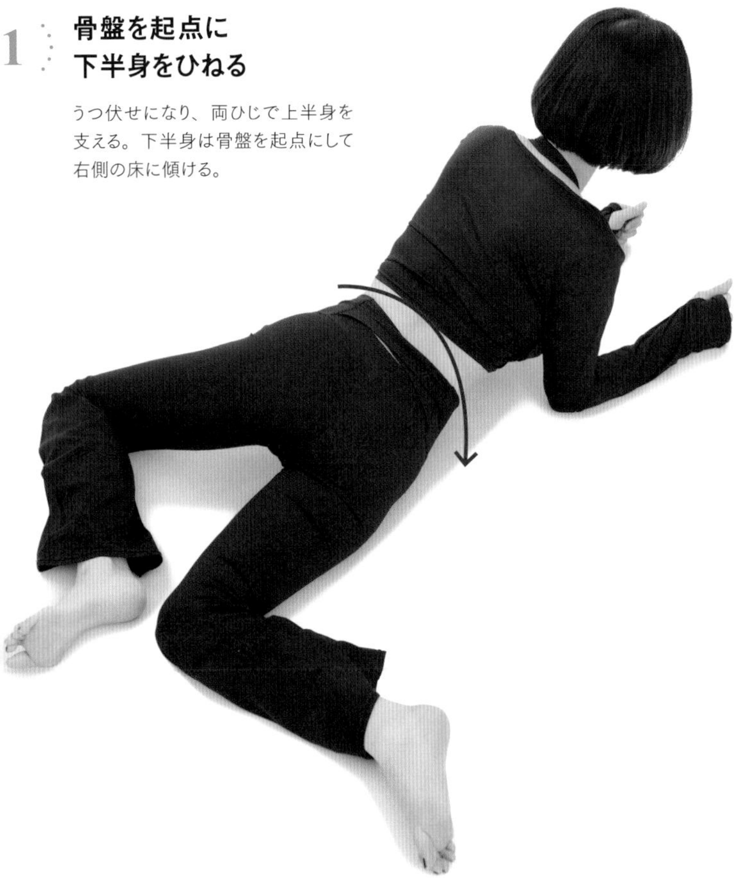

つまずき防止

ぽっこり下腹

2　反対側も同様に

脚をパタンと逆側に折り返して骨盤を左に傾ける。上半身はなるべく動かさないように注意。目線をまっすぐに保つと上半身の姿勢を保ちやすい。

回数

10往復

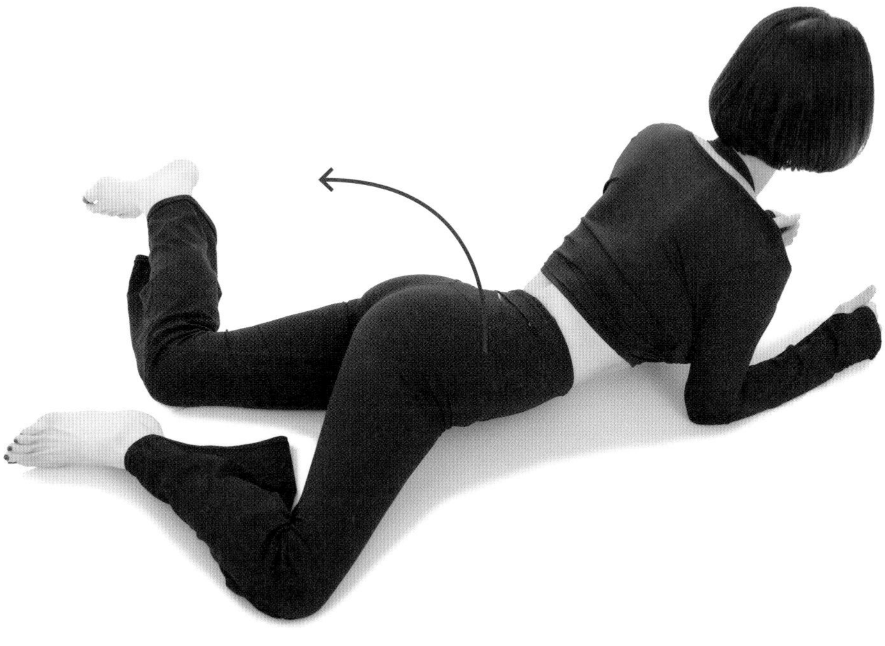

動画で
CHECK!

SHINKEI HAJIKI

下半身を引き締める

「ブリッジのポーズ」

おなじみのこのポーズもボールを活用すればさらに効果がアップ。
内ももに力を入れやすくなるので、筋トレ効果が高まります。

ぽっこり下腹
ヒップアップ
内ももスッキリ
尿もれ防止

回数
10回

1 ボールをひざの間にはさむ

仰向けになり、両ひざを立てる。ひざの間にボールをはさみ（向きは自由）、内ももにぐっと力を入れる。鼻から息を吸ってリラックス。

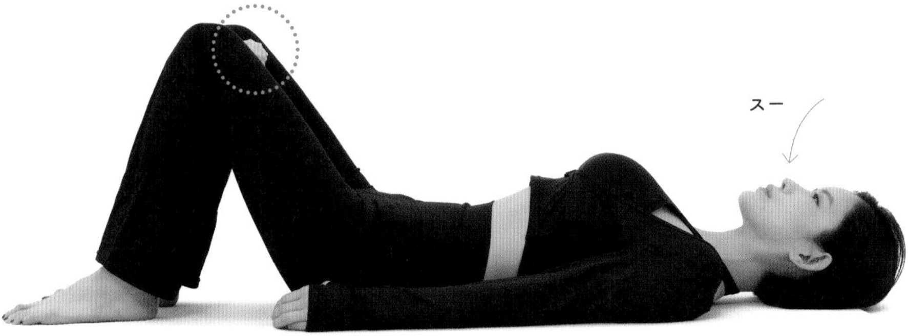

2 お尻を上げて胸からひざを一直線に

口から息を吐きながら、下腹にぐっと力を入れて腰を持ち上げる。はさんだボールが落ちてこないように内ももに力を入れて、胸からひざが一直線になるようにお尻を浮かせる。このとき肩が上がらないように注意。鼻から息を吸いながらゆっくりお尻を下ろす。

さらに効果アップ！

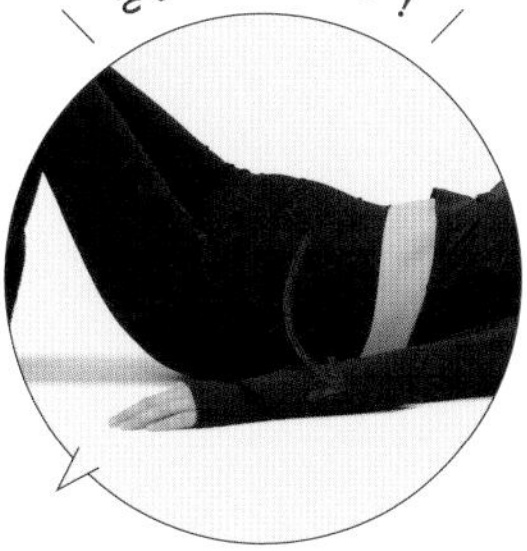

ウエストをひねりながら
お尻を下ろすとヒップアップ効果も！
この場合は、ボールを
外してOK。

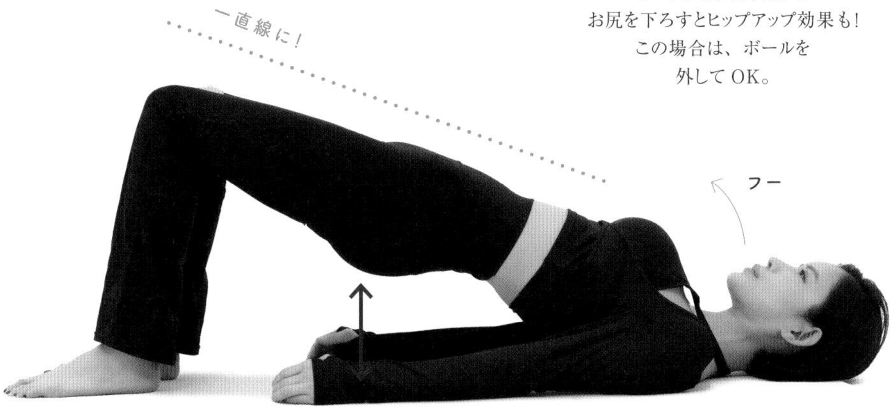

動画で
CHECK!

SHINKEI HAJIKI

美くびれを作る

「4の字ツイスト」

腰をぐ〜っとひねることでウエストを引き締めます。倒しにくい側があれば、それは反対側の筋肉がこり固まっている証《あかし》なので入念に。

回数
左右各10回

1 脚をクロスさせる

右ひざを曲げて座り、左脚をまたいでクロスさせる。両手は体のやや後ろについてバランスを取る。鼻からゆっくり息を吸う。

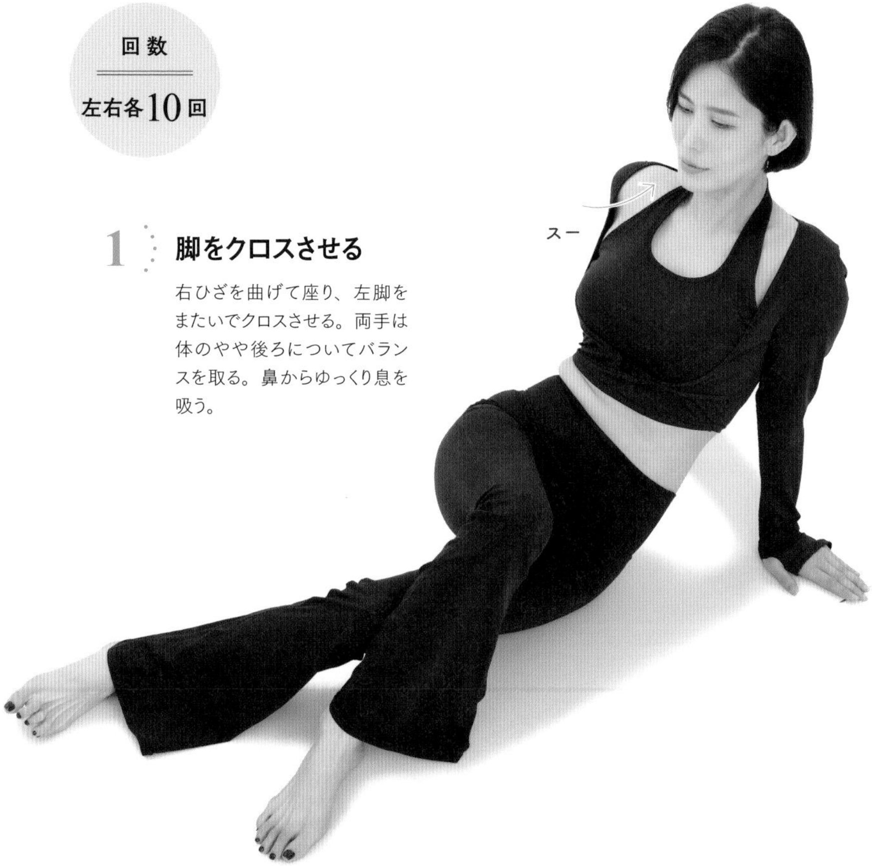

2　ウエストをひねる

口から息を吐きながら、骨盤を基点に下半身をひねって右ひざをぐ〜っと倒していく。上半身はなるべく正面をキープ。鼻から息を吸いながら1に戻る。脚を組み替えて反対側も同様に。

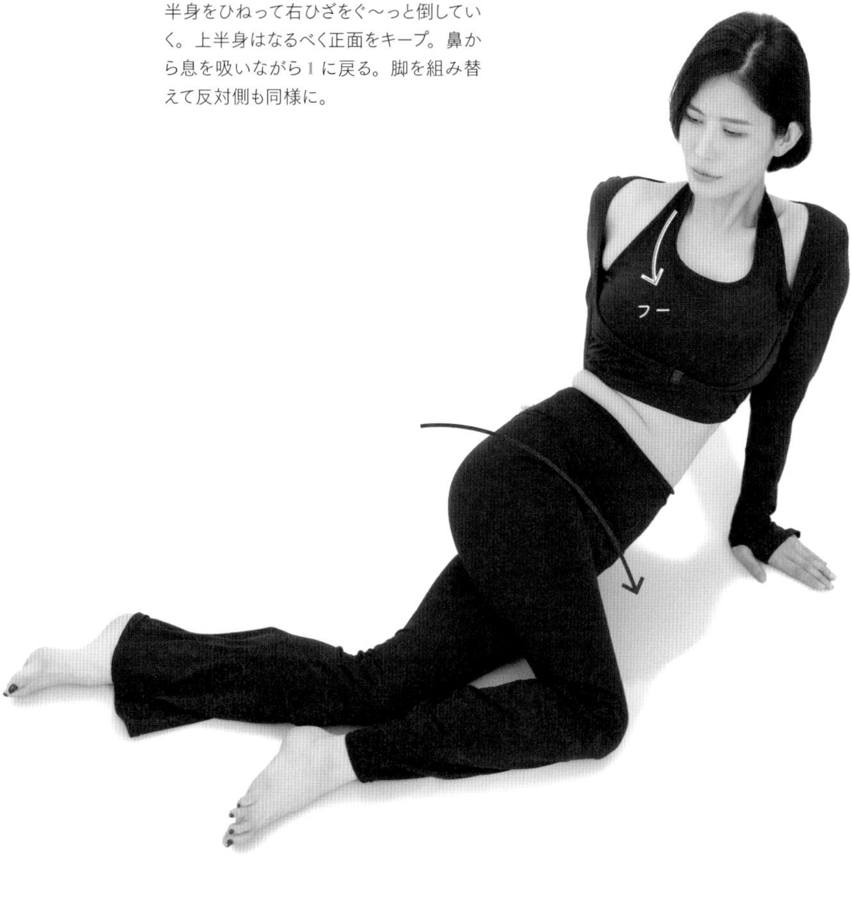

動画で
CHECK!

SHINKEI HAJIKI

下腹部と骨盤底筋群を鍛える

「寝たまま脚曲げ伸ばし」

脚を浮かせたまま曲げ伸ばしをします。ボールを足先にはさむことで
筋トレ効果がアップ。反り腰の人は隙間にタオルを置いても OK です。

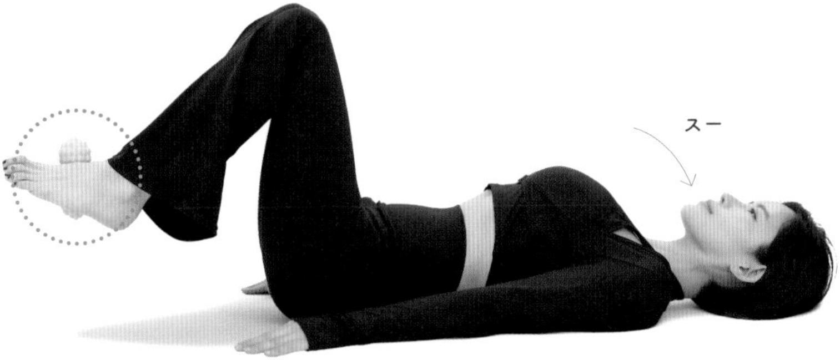

ぽっこり下腹
尿もれ防止

1 仰向けになって ボールを足ではさむ

ひざを立てて仰向けになり、両手は自然に下ろす。足でボールをはさみ、鼻からゆっくり息を吸いながらひざを曲げ、両脚を浮かせる。

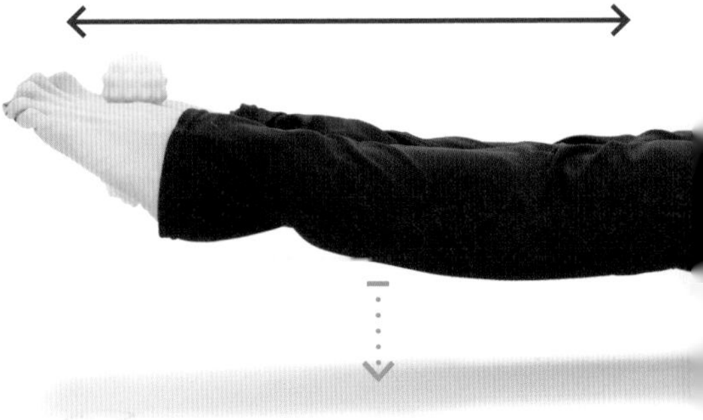

回数

5~10回

2 脚が床につかないように まっすぐ伸ばす

ゆっくり口から息を吐きながら、下腹と内ももにぐっと力を入れて、ひざを伸ばす。このとき、脚は床につけずに浮かせたまま、鼻から息を吸って 1 に戻る。床と脚が近くなるほど筋トレ効果がアップ。

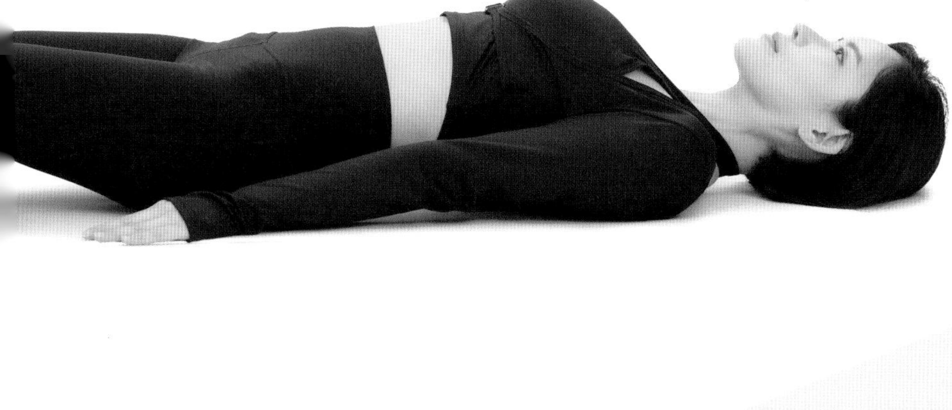

動画で
CHECK!

SHINKEI HAJIKI

骨盤まわりを鍛える

「V字正座」

ひざを開いた正座の姿勢で上体を上げたり下げたりします。
ひざを開くことで骨盤が立ちやすくなり、筋トレ効果が高まります。

ぽっこり下腹
尿もれ防止

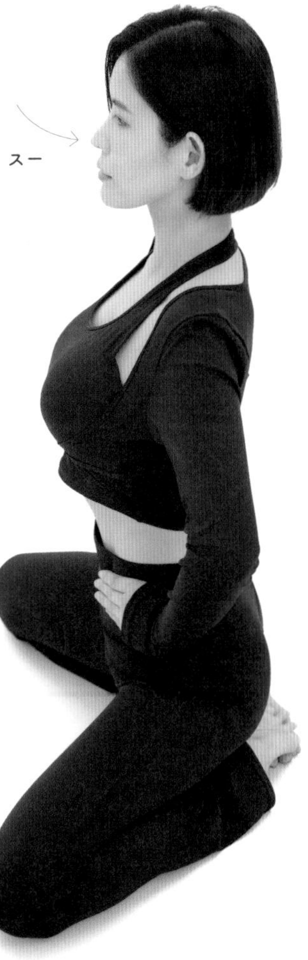

1 ひざを開いて正座する

両ひざをV字に広げて正座する。両手は骨盤に添えて背すじを正す。鼻から息を吸ってリラックス。

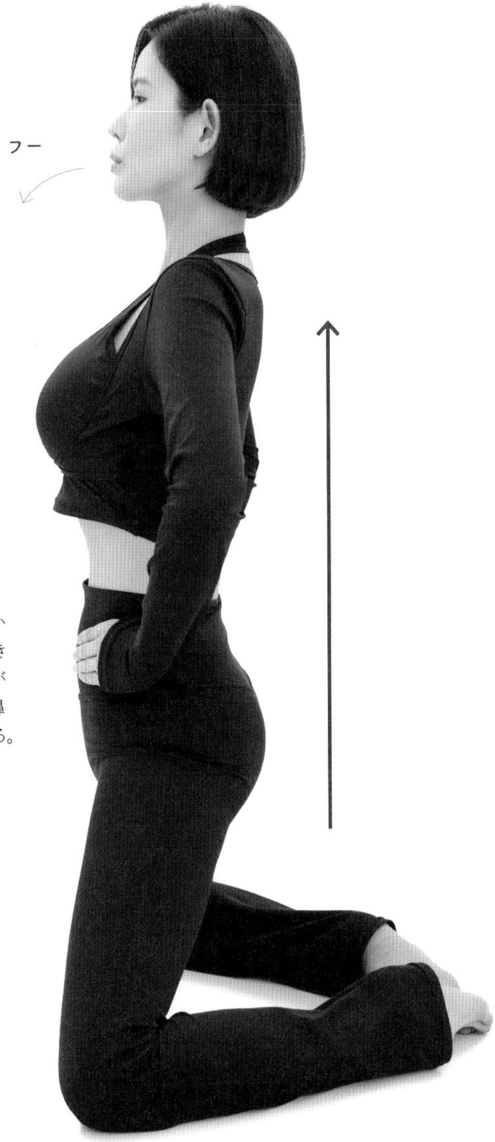

回数
10回

2 上体を引き上げる

膣をぐっと引き締めて、口から息を吐きながら上体を引き上げる。このとき、おなかが前に出ないように注意。鼻から息を吸いながら1に戻る。

動画で
CHECK!

SHINKEI HAJIKI

ペタンコおなかを作る

「脚上げひねり」

イスに座ったままできる手軽なトレーニングです。ローラーつきや回転するタイプのイスはバランスが取りにくいので避けましょう。

1 両脚を上げながら下半身をひねる

脚をそろえてイスに座り、両手で座面をつかむ。床を蹴るように両脚をふり下ろし、下半身をぐいっとひねる。呼吸は、蹴るときに吐き、体を中央に戻したときに吸う。

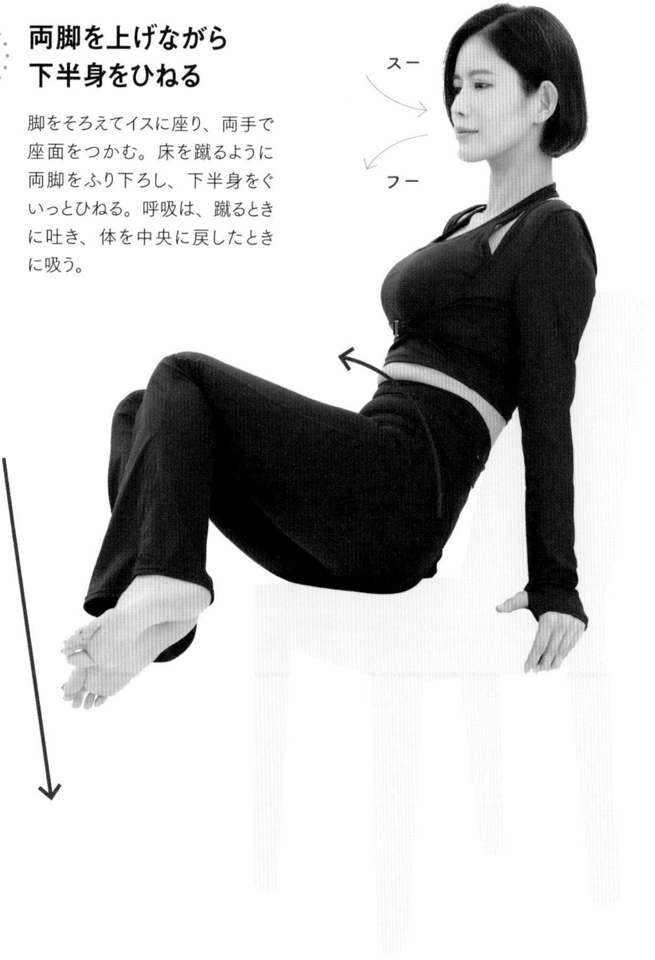

ぽっこり下腹

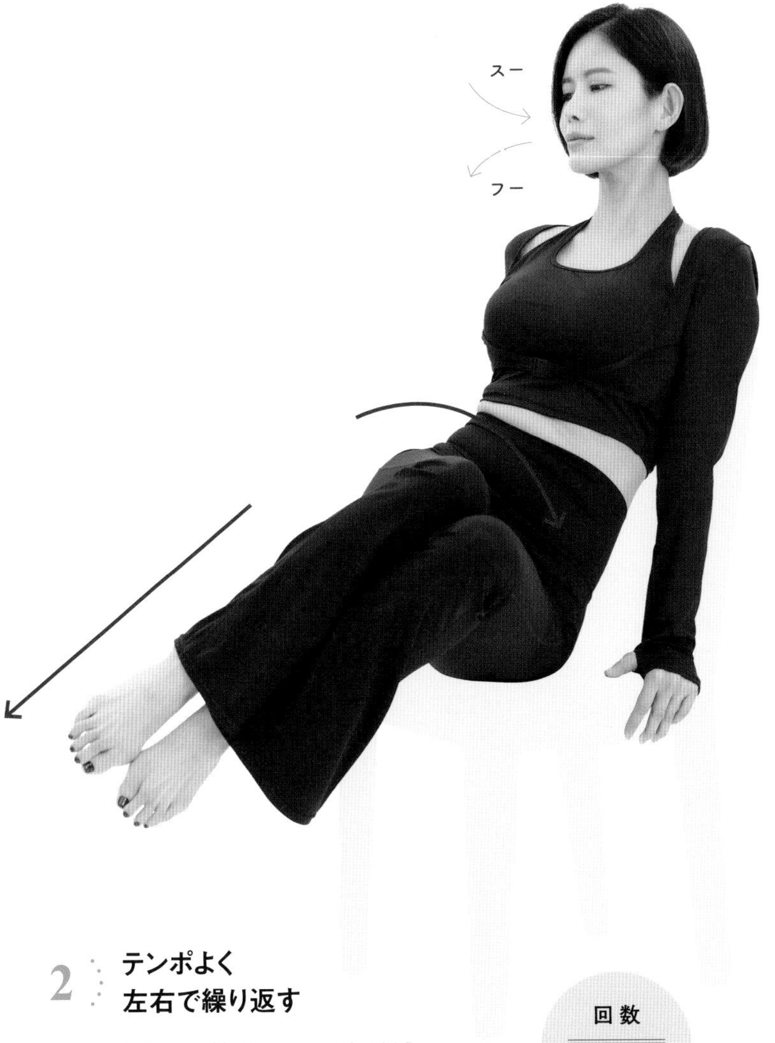

2 テンポよく 左右で繰り返す

反対側も同様に行う。オールをこぐようなイメージでテンポよく左右に蹴りながら腰をひねって。上半身はなるべく正面に向けてキープ。

回数
10往復

動画で
CHECK!

SHINKEI HAJIKI

美脚&美乳を作る

「内ひざ押し合い」

腕と脚で力を反発させるように押し合うことで、バストアップ&すっきりとした内ももを目指します。お風呂の中で行うのもおすすめ。

両手と両ひざで押し合う

ひざを立てて座り、軽く足を開く。手はクロスさせてひざの内側に当て、両ひざを外側に向けてぐ〜っと押しながら、脚は手の力に抗うように、内側に向けて力をこめる。力をこめながら息を吐き、吐き終わったら脱力して息を吸う。

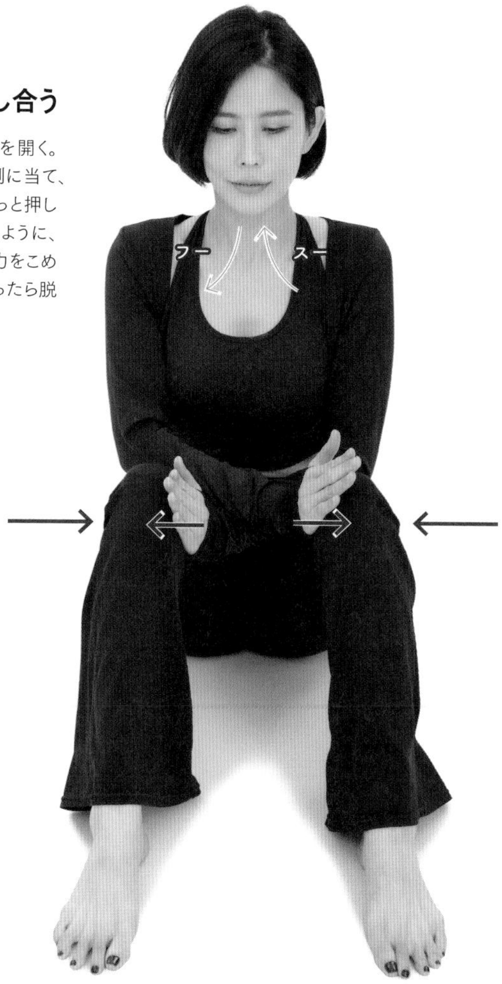

回数
10回

バストアップ
内ももスッキリ

動画で
CHECK!

SHINKEI HAJIKI

Tシャツ姿に自信が持てる

「二の腕ひねり伸ばし」

立っていても座っていてもできるお手軽なトレーニング。買い物帰りに、手提げ袋を手で持った状態で行うと負荷がさらに高まります。

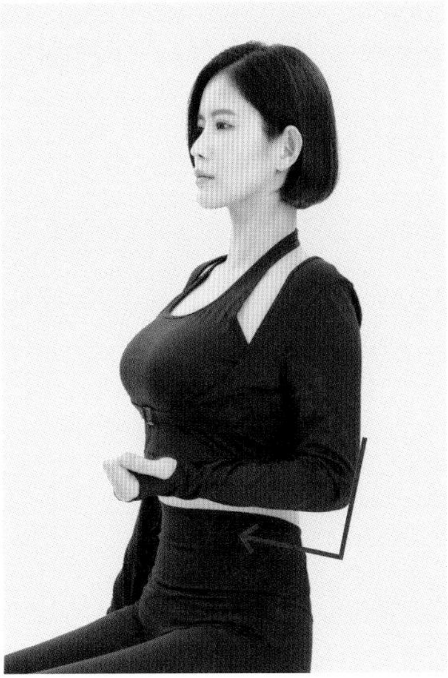

1 ひじを曲げてグーを作る

姿勢を正し、腕を直角に曲げてワキを締める。手はグーで上向きにする。こうすることで肩甲骨が開き、2 の動きの筋トレ効果が高まる。

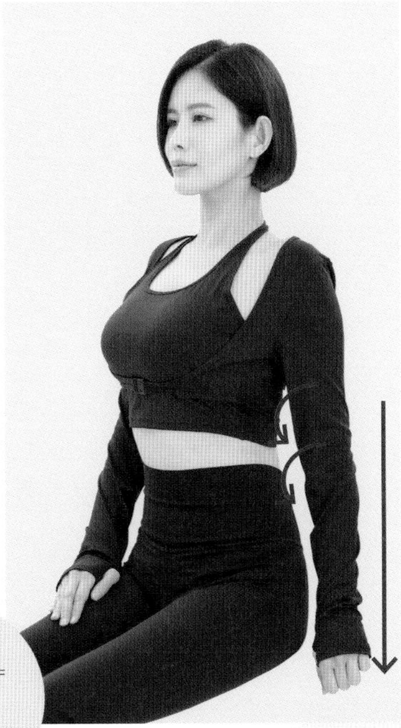

2 腕をひねりながら下ろす

グーを内側に回しながら二の腕を体の内側にひねり、腕を下ろす。ゆっくりと 1 の姿勢に戻る。反対の腕も同様に行う。

回数

左右 各10回

特別編

フェイスラインを引き締めて小顔に！

耳の後ろから鎖骨の内側に向かって縦に伸びている筋肉のことを胸《きょう》鎖《さ》乳突筋《にゅうとつきん》と言います。実は、この筋肉は下あごから胸のあたりにかけて広がる「広頸筋《こうけいきん》」とつながっています。そのため、胸鎖乳突筋がこり固まって収縮してしまうと、広頸筋全体が顔を下へと引っ張り、顔がたるんでしまうのです。

さらに、首も埋もれやすくなるので、顔が大きく見える原因にもなります。そこで大切なのが、胸鎖乳突筋をほぐすこと。顔を横に向けたときに、指でつまめるくらい筋がポコッと浮き出るようになるのが理想です。次のページからおすすめのケアを紹介するので、実践してみてください。

耳の穴が小さい人は顔がたるんでいる!?

食いしばりやストレートネックなどが原因であごの関節がゆがむと、表情筋や頭皮が硬くなり、顔がたるみやすくなります。顔の筋肉を引き上げる力が弱くなり、重力に負けてしまうからです。そして実は、あごの関節がゆがむと耳の穴も硬くなって小さくなります。耳マッサージであごのゆがみを整えて、小顔を目指しましょう。

筋肉がない人でも今すぐできる、小顔を作るプチ筋トレをご紹介。
ふだんは使わない筋肉にアプローチするので効果を実感しやすいです。

「耳引っ張りほぐし」

動画で
CHECK!

耳を上に引っ張ることで、ほぐし効果が得られるのはもちろん、
胸鎖乳突筋を見つけやすくなります。

回数
左右
各10回

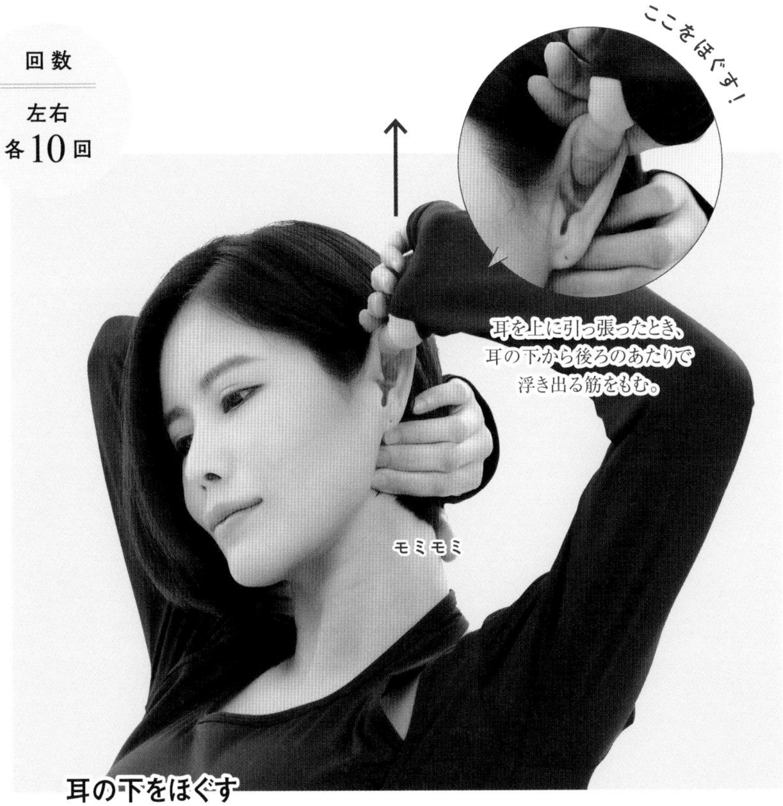

耳の下をほぐす

左手で左耳の上を持ち、上に引っ張り上げながら、右手で左耳の下をもみほぐす。右腕を首の後ろから回すと胸鎖乳突筋が浮き出やすくなるので◎。反対側も同様に。

動画で
CHECK!

首すじ2点ほぐし

胸鎖乳突筋の起始と停止を同時にほぐします。
埋もれた首がスラリと伸びるので、スタイルもよく見えます。

回数

左右
各10回

ぐりぐりほぐす

左手はグーにして耳の下をほぐす。右手は人差し指と中指で鎖骨のまわりをマッサージ。反対側も同様に。

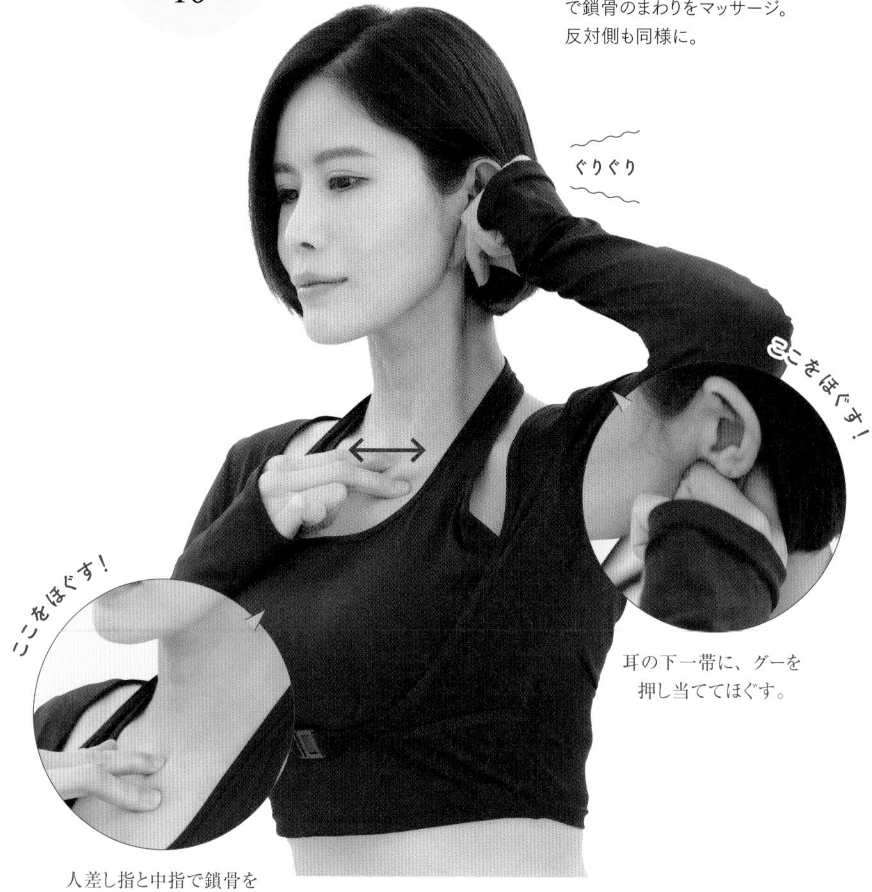

耳の下一帯に、グーを
押し当ててほぐす。

人差し指と中指で鎖骨を
はさみ、スライドさせるようにマッサージ。

「のど筋締め」

動画で
CHECK!

のどまわりや舌の筋肉を鍛えることで、たるみが改善するほか、
誤嚥性肺炎を予防する効果もあります。

回数

左右
各10回

口の中の息を吸う

舌を上あごにつけて口を閉じ、のどを締めるイメージで口の中の息を吸い込む。3秒程度が目安。鼻から空気を吸わないように注意（鼻をつまんで行ってもOK）。

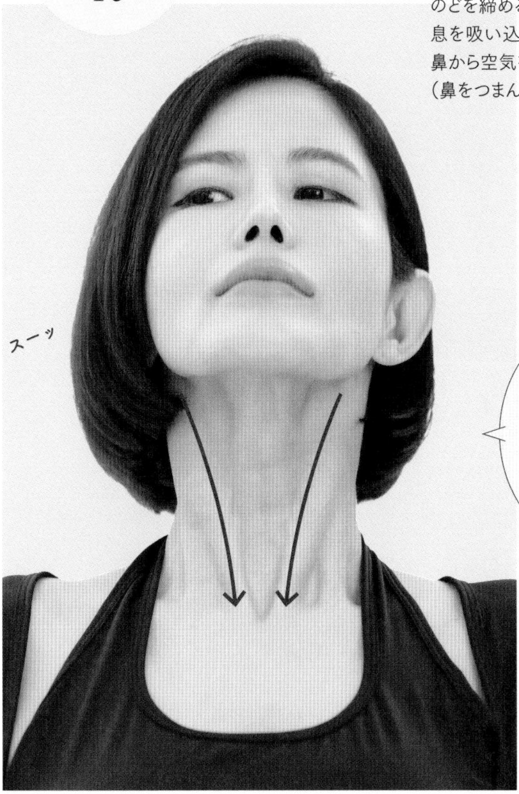

これが正解！

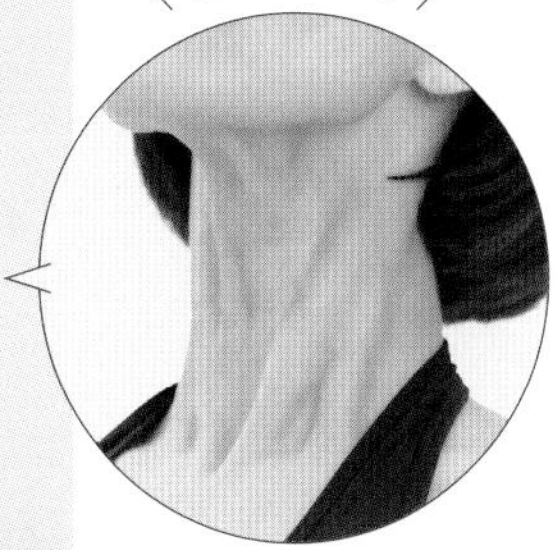

正しくできていると、
これくらい首すじが
浮き出る。

動画で
CHECK!

SHINKEI HAJIKI

耳マッサージ

耳たぶが硬い、耳の穴が小さいのは側頭筋がこり固まっている証拠。
ワンタンくらいの柔らかさを目指しましょう。

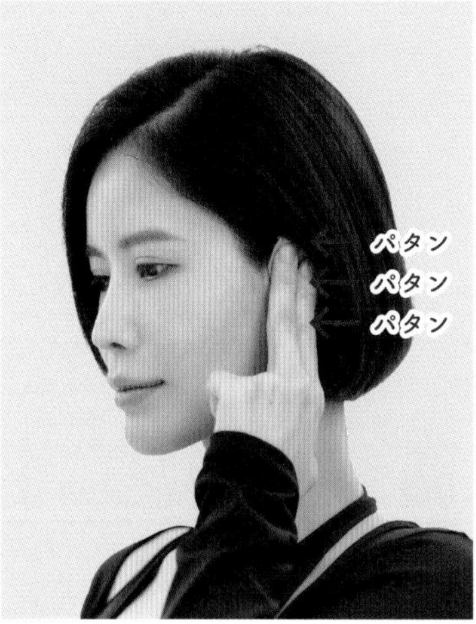

1 耳たぶを折る

耳たぶを上、真ん中、下の順に3回ずつ内側に折る。

回数
左右
各10回

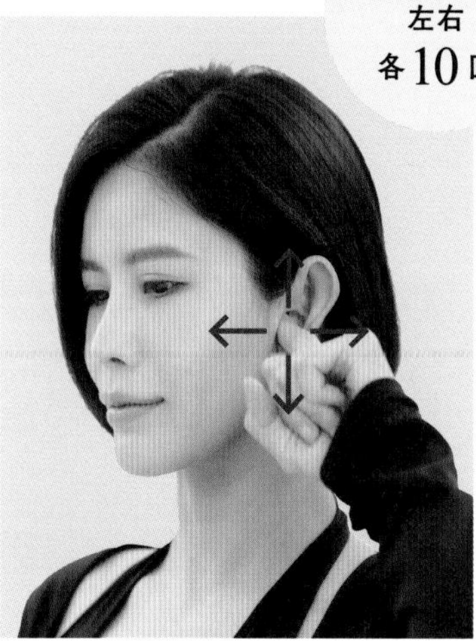

2 耳の穴を広げる

耳の穴に人差し指を入れて、穴を広げるようなイメージで内側から圧をかける。前方、下、後方、上の4か所を均等に。反対側も同様に。

PART 4

内面から美しくなる生活の知恵

姿勢や食べ物など、日々のちょっとした
習慣を変えるだけでも、体は確実に変わります。
体と向き合い、体が発する声を受け止めて
自分を慈しんでいきましょう。

SHINKEI HAJIKI

日々の習慣が不調になりにくい自分を作る

私のサロンは、「お客様に施術をして終わり」ではありません。「ゆがみにくい美しい姿勢」や「年齢に応じた体との向き合い方」「体を内側から整えていく食事法」など、様々なアドバイスをさせていただいています。

なぜなら、真に健やかな心と体を育むためには、お客様ご自身が自分の体の声を聞き、きちんと向き合うことが欠かせないからです。

肩が痛い。腰が痛い。全身がだるい。色々な不調があると思います。けれども、それらを引き起こしている主な原因は、やはり日々の習慣にあります。ちょっとしたことの積み重ねが、いつの間にか大きくふくらんでいき、不調となって現れるのです。

ですからそれらを一つ一つ見つけていき、直していく。意識を変えていく。生活の仕組みを変えていく。そうした環境作りが非常に大切です。

自分としっかり向き合い、いたわっている人は、それが雰囲気として体からにじみ出ます。顔立ちやスタイルとはまた違う次元の美しさがそこにはあります。

体の声を聞きましょう。
自分で自分を律していきましょう。
健康になるために。
心を晴れやかにするために。
美しくなるために。

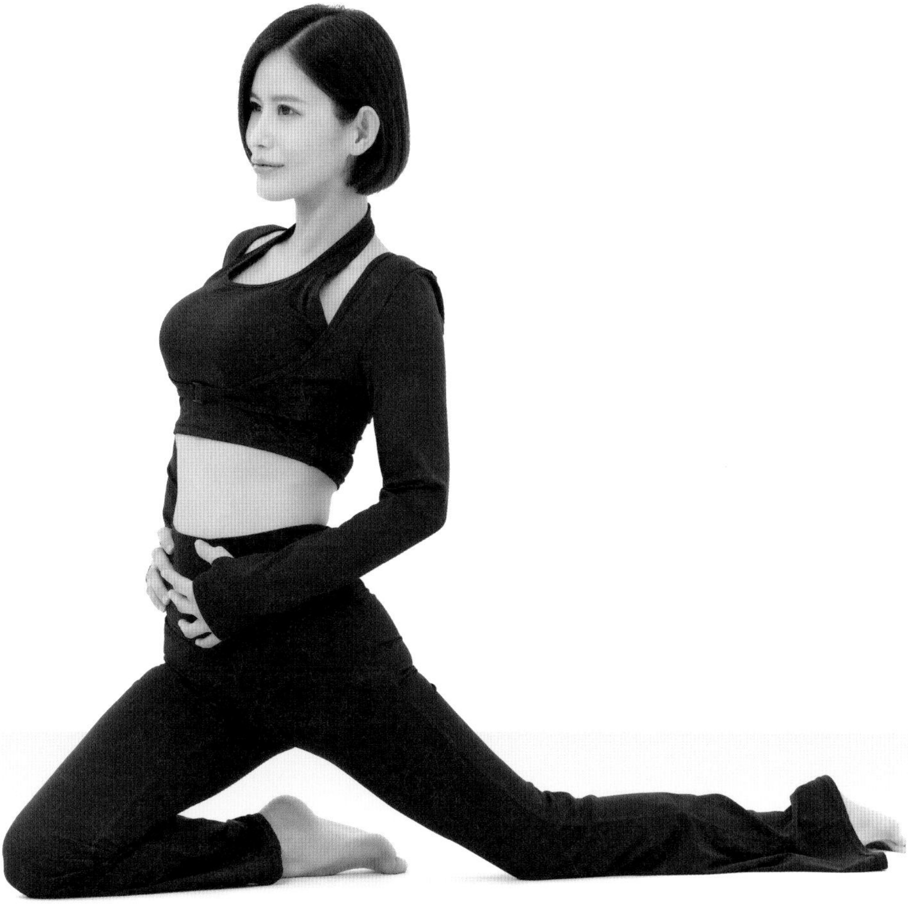

SHINKEI HAJIKI

美しいボディラインは ふだんの姿勢で決まる

正しい姿勢をお伝えしても、「いえ、私はこうしているほうがラクなんです」と、おっしゃる方がいます。

ソファーにふんぞり返るように座る、脚を組む、背中を丸めてスマホをのぞき込む……。はたから見ると、明らかに体がゆがみ、見た目もエレガントではない姿勢でも、「私はこれがいい」と言って、正しい姿勢を拒むのです。

たしかに、そのほうがラクなのかもしれません。けれども、それがラクだと感じるのは、誤った姿勢で骨や筋肉が固まってしまっているからです。そのため、正しい姿勢を試しても、しっくりきません。体に刻み込まれている悪い姿勢に、戻ろう、戻ろうとします。

けれども、自分の体と向き合い、少しずつ正しい姿勢を日常生活に組み込んでいけば、体はどんどん変わっていきます。

正しい姿勢でいることがラクになっていきます。
体の不調を防げます。
将来の病気のリスクも減らせます。
身のこなしも美しくなっていきます。

そのために、日常生活で姿勢を意識すべき４大シーンを紹介します。「座り方」「立ち方」「デスクワーク」「モノの持ち方」の４つです。正しい方法をマスターして、自分を整えていきましょう。

座り方編

How to sit

＼ イス ／

背骨を自然なS字形状に近づけるために、骨盤を立てて座るのが基本。
深く腰掛け、背すじを伸ばすことを意識しましょう。

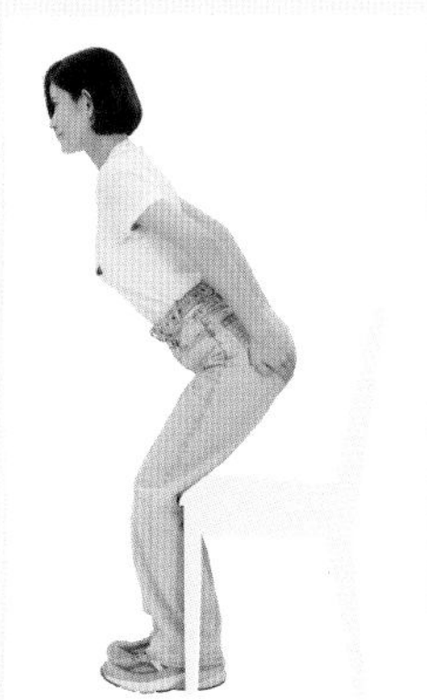

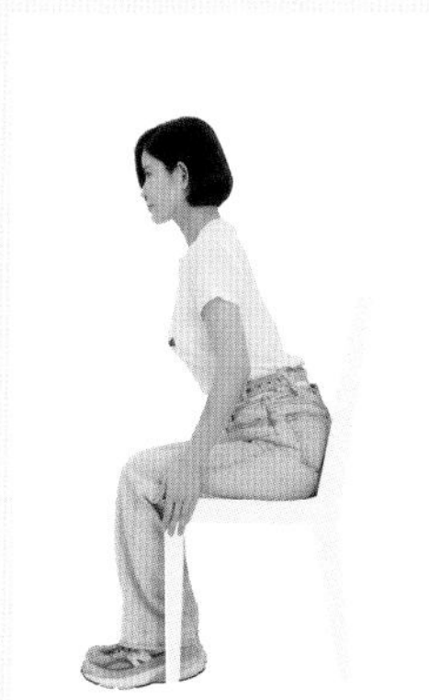

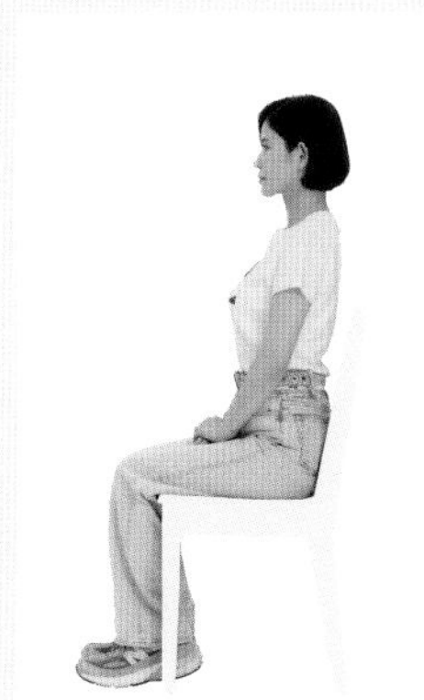

①お尻を引き上げ 坐骨を確認

上体を前傾させ、恥骨を引いてお尻を引き上げ、骨盤を立てる。手で坐骨の位置を確認する。

②腰を下げて座面に 坐骨をつける

そのまま腰を下ろしていき、座面に坐骨をつける。下腹に力を入れておくと腰が丸まりにくい。

③上体を まっすぐ起こす

背すじを伸ばす。息を吐きながら足裏で床を押し返すと、骨盤底筋群が引き上がり下腹がすっきり。

電車

電車に乗っているときはバッグを持っていることが多いはず。
そこで、バッグを「重し」として活用する正しい座り方を紹介します。

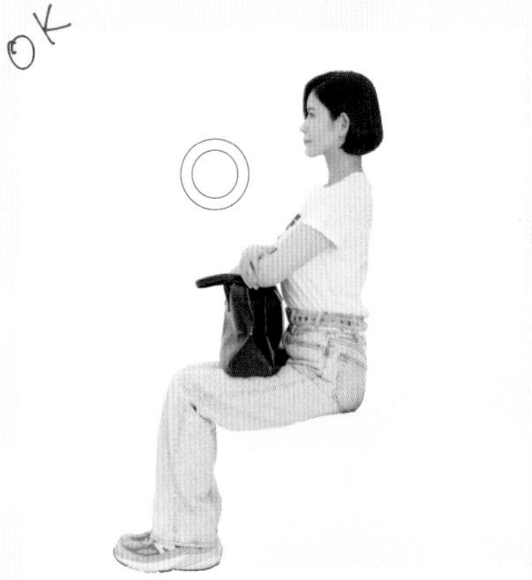

ももの上にバッグを置いて姿勢を安定させる

イスの座り方と同じように、骨盤を立てて座る。そして、両脚をそろえて、ももの上にバッグをのせる。バッグを重しにすると骨盤が安定して姿勢を保ちやすくなるので◎。

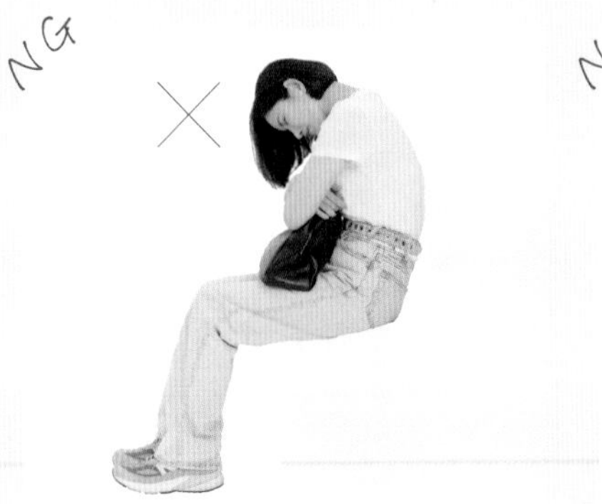

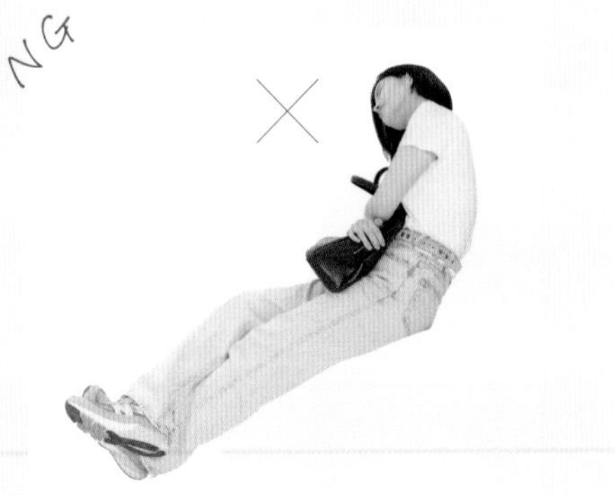

前屈み

バッグを枕代わりにすると姿勢が丸まるので×。

脚投げ出し

脚を前に投げ出すとお尻がすべり落ちて姿勢が崩れる。

自転車

スーパーへの買い出しや子どもの送迎など、なにかと出番が多い自転車。正しく乗りこなせば立派なエクササイズにもなります。

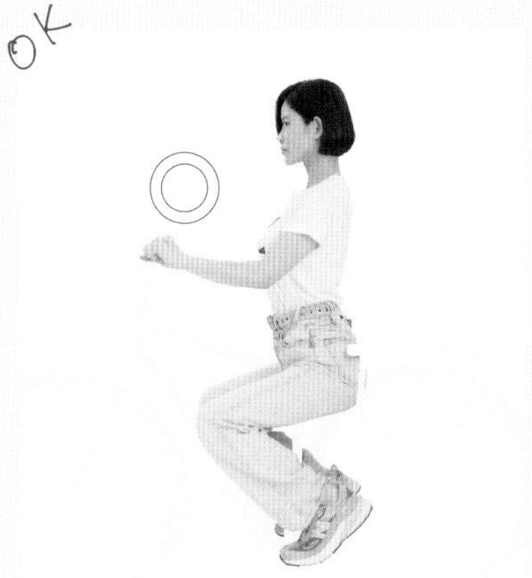

坐骨をサドルに当てて ワキをしめる

恥骨を引いてサドルの前部分に当たるように座り、姿勢を正す。手首を返してハンドルを握ると二の腕に効くので◎。ペダルにはつま先だけをのせ、ももを引き上げるイメージでこぐとヒップアップ＆下半身の筋力アップに効果的。

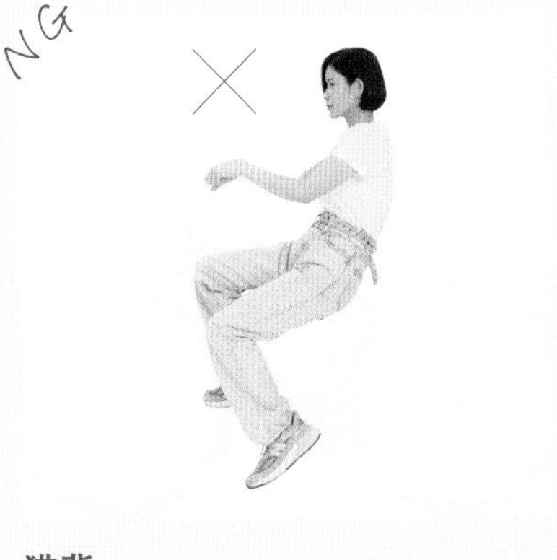

猫背

呼吸が浅くなり代謝も悪化。太りやすくなる原因に。

これもNG！

× 反り腰

お尻を後ろに突き出すように座るのは×。腰痛の原因に。

× 蹴るようにこぐ

爆走して後方に蹴るようにこぐと、前ももが太くなる。

＼ 車 ／

プライベート空間で人目がない分、姿勢が乱れがち。
人目がなくても自分の体のために正しい姿勢を意識していきましょう。

OK

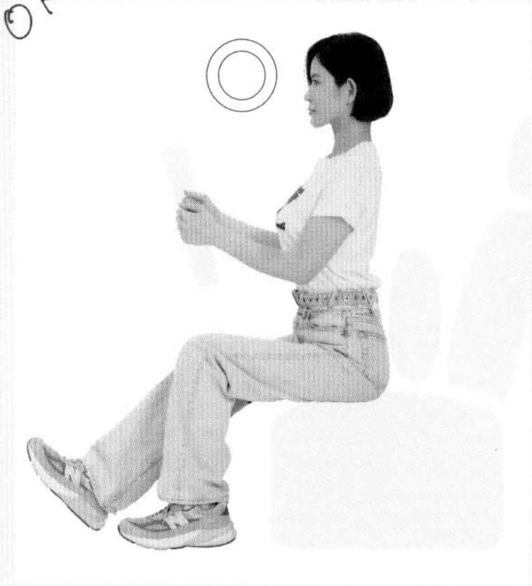

両腕を平行にしてハンドルを持ち 体の軸をまっすぐに

車のシートは奥行きが深く、体が後ろに傾きやすいので注意。腰の後ろにクッションを置いて上体が倒れすぎないようにすると◎。また、ハンドルは両腕が平行になるように持つと、体が左右に傾きにくくなるのでグッド。

NG

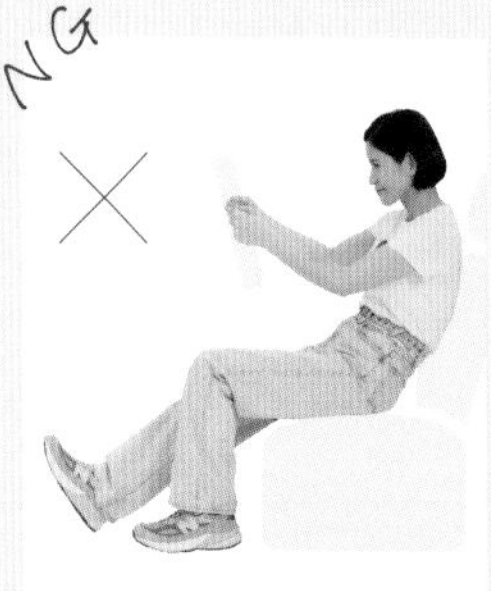

NG

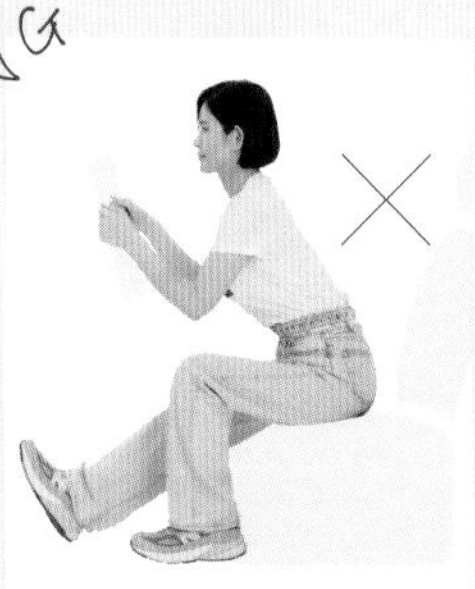

NG

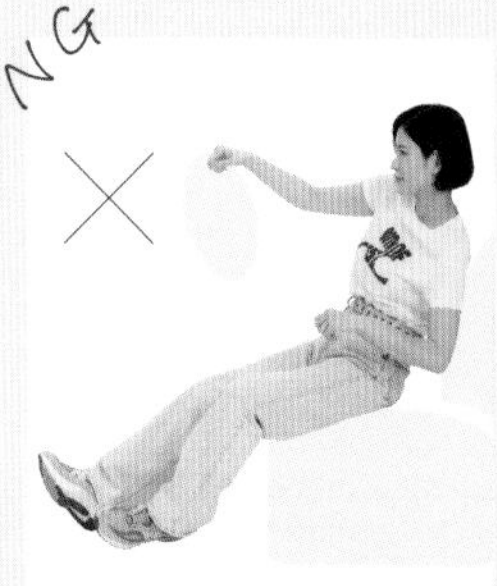

猫背

そもそも車はG（重力）がかかり猫背になりやすいので注意。

反り腰

骨盤が前傾していると反り腰になりやすい。

ハンドルを斜めに持つ

動きが左右非対称になるので姿勢がゆがみやすくなる。

立ち方編

How to stand

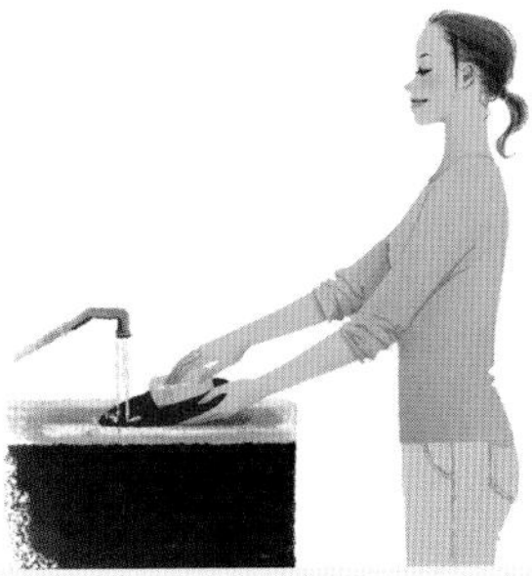

台所仕事

料理や洗い物などをした後に、洋服のおなかのあたりが濡れている人は反り腰になっている可能性が大。恥骨を少し後ろに引いて足裏で床を押し返すイメージで下腹部に力を入れて姿勢をまっすぐ保ちましょう。

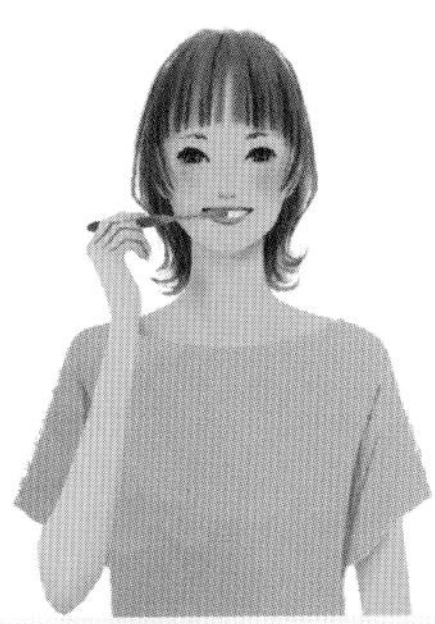

歯磨き

歯磨きをするときは、ワキを締めるのが正解。ワキを開き、腕を上げた状態でゴシゴシ歯ブラシを動かすと、肩こりの原因に。コンパクトな動きを心がけて。

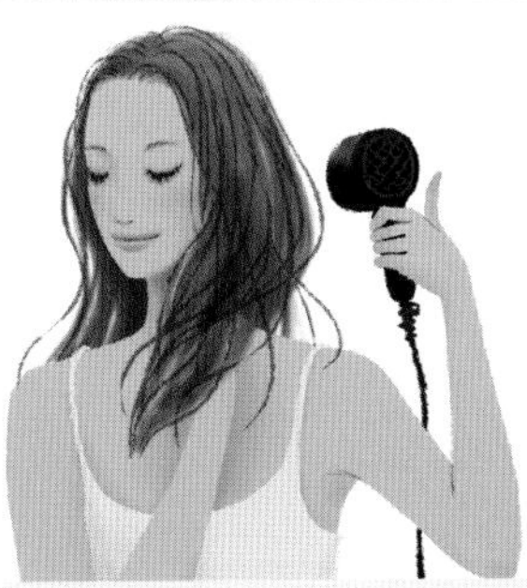

ドライヤー

ドライヤーを5本の指でがっしりつかむと、親指が内側に入るので巻き肩の原因に。親指は使わずに残りの指で支えましょう。持ちやすい軽量タイプに買い替えるのも一案です。

デスクワーク編

Desk work

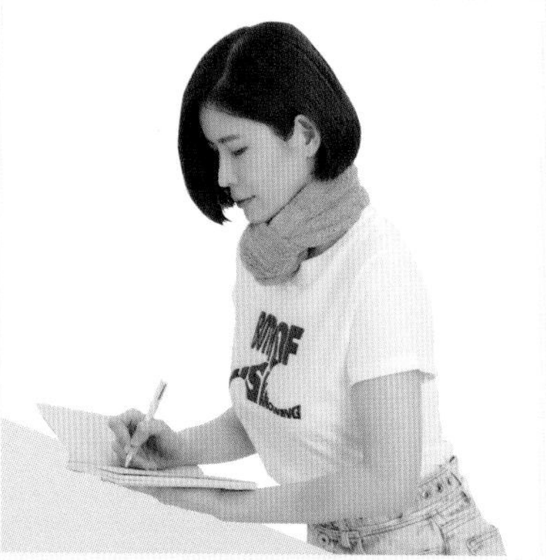

デスクワーク中は前のめりになりやすいので、首が頭の重みを支えられず、肩こり・首こりを起こしやすくなります。そこで役立つのがタオルを首に巻くこと。首で正しく頭を支えられるようになるので頭の重みを感じにくくなります。授乳中にも効果的です。

やり方は簡単!

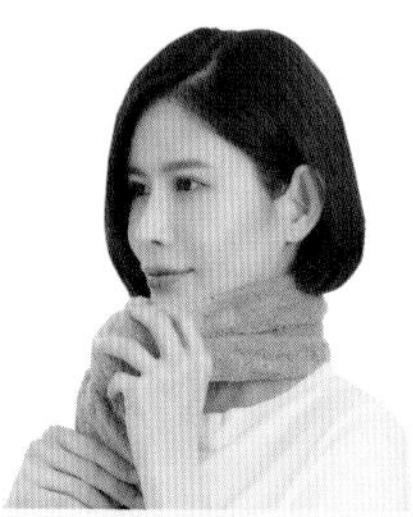

①首にタオルを巻く

フェイスタオルを縦半分に折って首に巻く。タオルはやや厚めの、しっかりした生地がおすすめ。

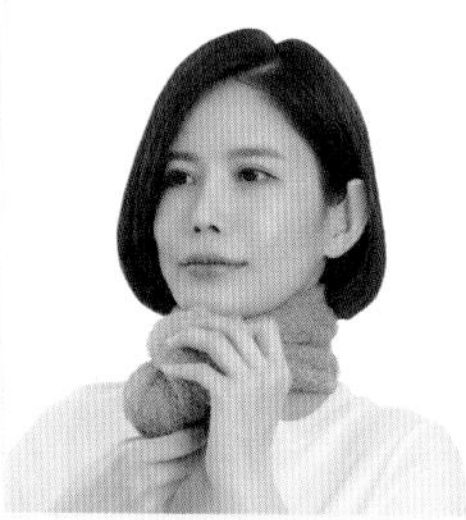

②がっちり固定

タオルを結んで首に固定。農作業中のおばあさんのようなイメージ。ゆるみがないようにがっちりと。

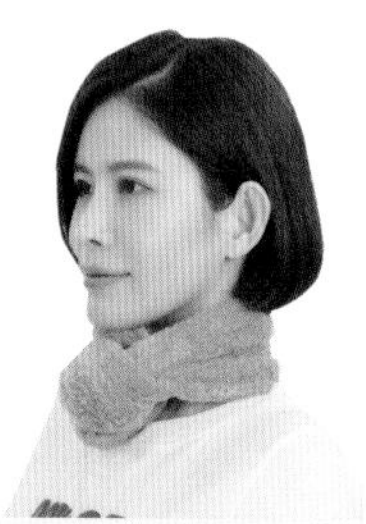

③はじを中に折る

タオルのはじを中に折り込めば完成。折り込んだ結び目にあごがのるようにすると◎。

モノの持ち方編

How to hold it

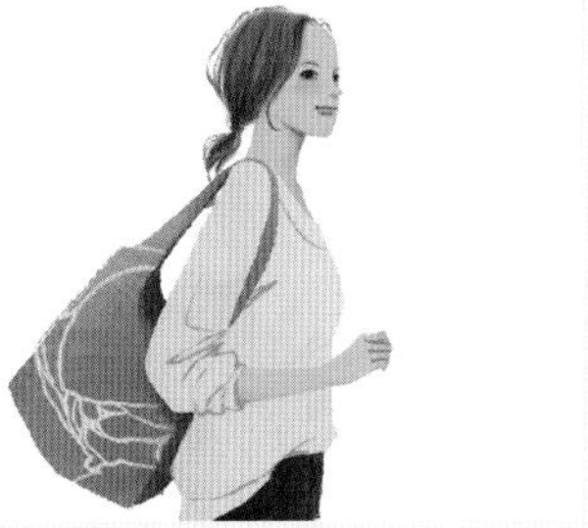

エコバッグ

肩に重いバッグをかけて持つときは、体の前側で持つのではなく、ひじで後ろに追いやって肩甲骨を意識しながら背中側で持つようにすると◎。

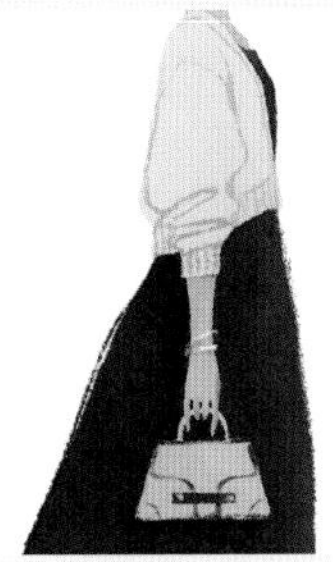

バッグ

持ち手が短いバッグを持つ場合は中指と薬指の2本で持って。巻き肩防止＆二の腕トレーニングになります。

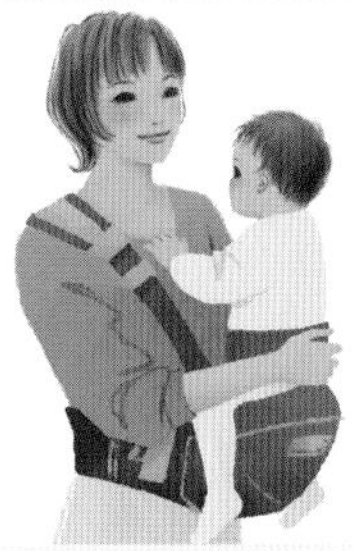

抱っこ

自分の力だけで支えようとすると力のかかり具合にばらつきが生じるので、ヒップシートを使うのがおすすめです。

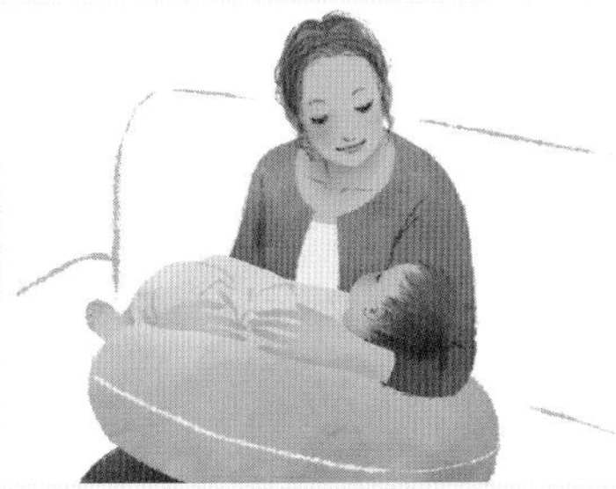

授乳

授乳クッションがマスト。赤ちゃんとの距離が近づくので前屈みになる必要がなく、重みも軽減できます。

SHINKEI HAJIKI

更年期のつらい症状をやわらげるために

個人差はあると思いますが、更年期の症状がまったく出ない人はいないのではないかと思います。50歳前後で閉経を迎えるとしたら、その前後10年間は、様々な症状と付き合っていくことになるわけです。

「更年期なんてなければいいのに」って思いますよね。けれども、更年期の変化も含めて、そのときそのときにしか出せない美しさというものが、女性にはあると思うのです。

たしかに、20代の頃のピチピチのボディは素敵です。だけど私が、たくさんのお客様と接していて思うのは、出産をして少し丸みを帯びた体も美しいし、更年期でホルモン量が変化して変わっていく肉体も愛《いと》おしく感じるということです。その人の人生の歴史がそこににじんでいるからです。

大切なのは、どんな時代の自分であっても、しっかり向き合って、愛《め》でてあげるということ。そうすれば必ず、その人が、その時代にしか出せない美しさというものがあふれ出てきます。

更年期は誰にでも訪れるものです。だから、落ち込むのではなく、自分にできることを、コツコツ取り組み、準備していきましょう。お客様にお伝えしている、更年期の症状をやわらげるコツを右のページにまとめました。できることから取り組んでみてください。

更年期に向けて大切にしたい3つのこと

①骨盤を整えて子宮の働きをよくする

子宮は、生理はもちろんホルモン分泌とも深く関わっています。本書で紹介している骨盤を整えるエクササイズを行って、子宮の働きをよくしましょう。

おすすめのエクササイズ

- 両ひざパタパタ（P50）
- お尻ストレッチ（P51）
- 卍ストレッチ（P52）
- ハトのポーズ（P62）
- 逆卍ストレッチ（P64）
- ブリッジのポーズ（P66）
- 4の字ツイスト（P68）
- 寝たまま脚曲げ伸ばし（P70）
- V字正座（P72）

②体を冷やさない

体が冷えて血流が悪くなると、全身に酸素と栄養が行き渡りにくくなるので不調をきたしやすくなります。湯船につかる、夏に冷たいものを飲んだり食べたりしすぎない、生野菜など冷たいものを食べるときは温かいスープも一緒にとる……など。体を冷やさない習慣を日常に組み込んでいきましょう。

③女性ホルモンを活性化させる食べ物をとる

私はポリフェノールが豊富なザクロや、大豆イソフラボンが豊富な豆乳ヨーグルトをよく食べています。ヨーグルトメーカーを使ったり、酵素玄米を作るときには、小豆や黒豆を入れて炊いています。

SHINKEI HAJIKI

健康で美しい体のために積極的にとりたいもの

自分の体と向き合って、心の声を聞き、行動を変えていくためには、意識改革が欠かせません。不調になんとなく気づいているのに、「まぁ、いいか」「明日でいいか」「これくらいなら大丈夫だろう」。

そうやって、ついつい見て見ぬふりをしている自分の意識を、180度変える必要があります。

けれども、心を変えるのは容易ではありません。どんなに強く「今日から頑張ろう」と決意しても、日々の忙しさや疲労に屈してしまうこともあるでしょう。

だからこそ、大切になってくるのが食事です。心と体は表裏一体の関係にあります。心が変われば体も変わるし、体が変われば心も変わります。つまり、心を変えたければ体を変えるのが最も簡単で効果的なのです。

体を変える方法については、PART2やPART3でもお伝えしてきましたが、ここでは「食事」についてお話ししていきたいと思います。筋肉や骨を作るもととなることについてです。

体が変われば、心も前向きになって、「あれもやってみよう」「体に悪いことはやめていこう」と、行動に反映されていきます。そうなればしめたもの。どんどん健やかに、そして美しくなる好循環を築くことができますよ。

健やかな体と心を育むために

たんぱく質をしっかりとる

骨、筋肉、内臓、皮膚、爪、髪の毛の主成分はたんぱく質です。1日の摂取推奨量は、50g程度といわれており、不足すると体内に残っている使い古しのものが使われてしまいます。その結果、肌荒れやアレルギー、様々な病気を引き起こすことも。また、量はもちろん、質が非常に大事。私がおすすめするとり方を次のページで詳しく説明します。

白砂糖や小麦は控える

腸は「第二の脳」と言われるほど脳と密接に関わっており、全身の健康状態に影響を及ぼします。「明日からダイエットしよう」「おやつをやめよう」と思っても続かないときは、白砂糖不使用やグルテンフリーのおやつに替えると、ストレスなく体質改善が行えると思います。

自然素材のものを選ぶ

添加物や農薬を使用したものはなるべく控えましょう。食材すべてを無添加のものにするのは困難ですが、塩、砂糖、醤油は天然に近いものを使うこと。
【私のおすすめ】
塩…非加熱の塩
砂糖…きび砂糖、てんさい糖、黒糖
醤油…遺伝子組み換えでない大豆を使用、小麦不使用のもの

「まごわやさしい」を意識

栄養はバランスよく摂取することが大事。ヘルシーな食材の頭文字をとった「まごわやさしい」を意識して摂取するようにしています。
【ま】豆類　【ご】ごま　【わ】わかめ（海藻類）
【や】野菜　【さ】魚　【し】しいたけ（きのこ類）
【い】いも

SHINKEI HAJIKI

たんぱく質は肉からではなく主に魚からとる

私は、たんぱく質を肉ではなく主に魚からとるようにしています。なぜなら、肉は魚に比べて脂質が多いから。腸に負担をかけることにつながり、腸内環境が悪化しやすいと考えているからです。

魚に多く含まれる油は、不飽和脂肪酸であることも大きなメリットです。不飽和脂肪酸は、抗炎症作用、血液サラサラ作用、血中LDLコレステロール低下作用のほか、脂肪燃焼効果も期待できます。つまり、たんぱく質を魚でとることで、ダイエットにもなるのです。

私がふだん食べている食事を右のページにのせました。会食がない日は、なるべく自炊するようにしています。魚を中心に、時間がない日は、炊き込みご飯が大活躍。冷蔵庫に余っている食材を適当に入れるだけで、それっぽく仕上がるので気に入っています（笑）。

朝と昼は、基本的に毎日同じものを食べています（朝は豆乳ヨーグルトに、グラノーラやりんご、植物性プロテイン、ビーポーレン（みつばち花粉）、きなこ、はちみつを混ぜて。昼は酵素玄米でお弁当を作っています）。ベースを同じものにしていると、不調が生じたときに夜ごはんの内容によって原因に気づきやすいからです。

魚中心の食生活でたんぱく質を意識してとるようになってから、驚くほど体が変わりました。特に変化を実感したのが髪。30歳を過ぎてから、髪が細くなり、抜けやすくなった時期があったのですが、今はコシのある、丈夫な髪になりました。食べるものによって体が変わるということを実感しています。

日々の家ごはんも魚が中心

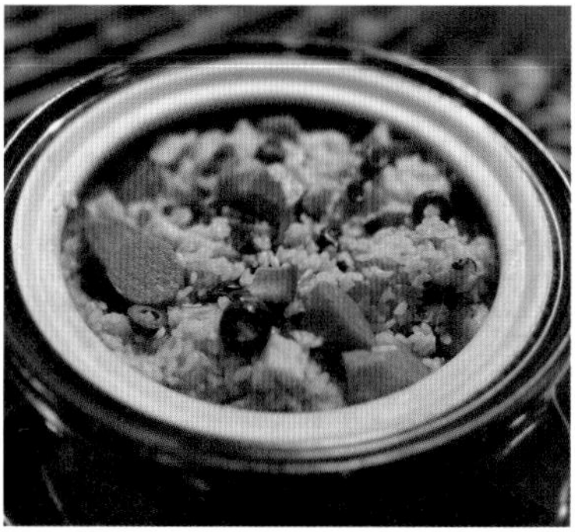

タコと里いもとオリーブの
炊きこみご飯

「甘辛く煮たタコや、里いも、にんにくオイル、オリーブなどを発芽玄米と一緒に土鍋で炊きました」

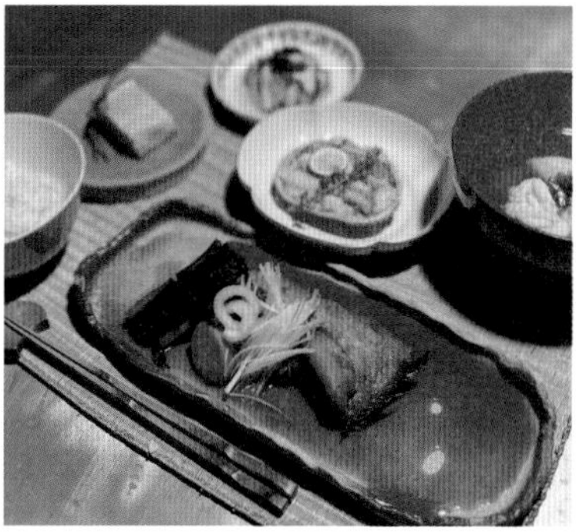

キンメダイの
煮付け

「煮付けは、糖質をとりすぎないようにきび砂糖を使用。1回の食事で糖質の多いものは1品だけにしています」

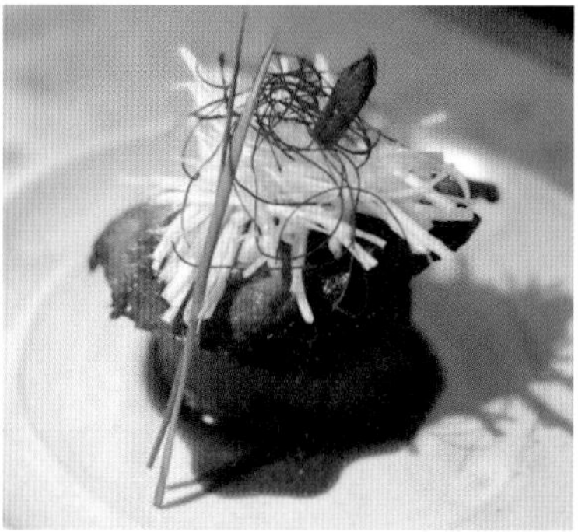

韓国風ぶり大根

「コチュジャンを使った、ピリ辛のぶり大根。添えているニラととうがらしはベランダ菜園で収穫したものです」

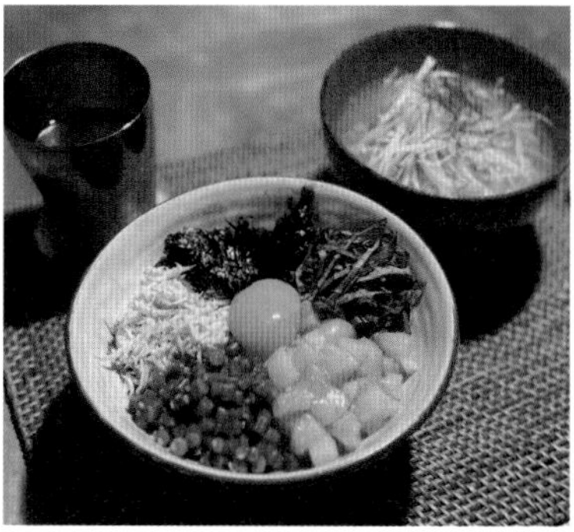

お刺身丼

「お刺身と野菜を切って、ご飯にのせただけ。体が冷えないように汁物も一緒にとるようにしています」

SHINKEI HAJIKI

不調の原因となる控えたい食べ物

体は、不調のサインをちゃんと出しています。サロンで施術をしていると、例えばこんな症状に出くわすことがあります。

1 水風船のように脂肪がぷよぷよしている
2 首のまわりを押すと、赤みが強く出る
3 デコルテまわりの毛穴が、鳥肌のように浮き立つ
4 関節まわりにお肉が非常に多くついている
5 腸がむくんでいる
6 皮膚がペラペラでたるんでいる
7 肉質が硬い

あくまでも私の経験則ですが、上記の上５つは、小麦のとりすぎが原因であることが多いようです。小麦は血糖値を上昇させて肥満の原因になるだけでなく、たんぱく質の一種「サイトカイン」が免疫系細胞から分泌され、脂肪を溜め込みやすくして腸のむくみの原因になります。**6**は糖質のとりすぎによるもの。**7**は、脂質やアルコールが原因であるように感じています。アルコールには利尿作用があるため、体内の水分が不足して筋肉や関節の潤滑性が低下します。さらに、中枢神経にも影響を及ぼすことで筋肉を緊張させ、睡眠の質が低下したり、疲労回復を妨げることにつながります。

人間の細胞の一つ一つは、食べたものでできています。体の声を聞き、体が拒否反応を示しているものはなるべく控えていきましょう。

過剰摂取で不調を招きやすい食べ物

小麦粉

小麦粉に含まれるグルテンは粘り気のある物質で、主にパンやパスタなどの食感を出す役割を果たしています。そのため、腸壁に張りつき、それが原因で粘膜が傷ついたり、ときには穴が開いてしまうこともあると言われています。腸内環境が悪化すると体はむくみやすく、冷えやすくなります。また、過剰なインスリン分泌を起こし、肥満や糖尿病につながることも。

白砂糖

白砂糖には中毒性があり、とりすぎると疲労や頭痛、集中力の低下、むくみのほか、脳や心臓の疾患が起こりやすくなります。また、血糖値が上がりやすい食品のため、インスリンが大量に分泌され、低血糖を引き起こしたり、糖化（血中の余分な糖がたんぱく質や脂質と結びつくことで、体内がこげるような状態）が起こり、肌のくすみや髪の乾燥を招くほか、大病の原因になることも。

添加物

添加物は、本来含まれない栄養を追加する、品質をコントロールするなどの、化学的な側面が強いように思います。そのため、日常的に摂取していると体にダメージが蓄積し、不調を招きやすくなると思うのです。特に強く影響が出るのが腸。腸内環境を健やかに保つためにも、P97 で紹介したような自然なものを取り入れていきましょう。

アルコール

毎晩のように晩酌をしていると、筋肉が硬くなります。運動しても筋肉がつきにくくなるので、せっかくの努力が水の泡になることも。さらに、睡眠の質が落ちるので、寝ても疲れが取れず、むくみやすくなり、顔もたるみやすくなります。お客様の中には、断酒をされたらお顔のたるみとシワが消えて、小顔になり、若々しい印象になった方もいます。

特別編

私をいたわるプチ習慣①

ソファーでくつろがない

実は、我が家にはソファーがありません。なぜなら、ソファーがあるとどうしてもゆがんだ姿勢でくつろいでしまうからです。疲れたときにソファーになだれこんで、ごろごろするのはとても気持ちがいいですよね。私もその魔力を知っていますが、立ち上がったときに腰や首に痛みを感じたり、体型が崩れたりする原因になるので、ソファーを断捨離しました。

ボディメイクも、日々の習慣も、ダイエットも、意志の力に頼っているとなかなかうまくいきません。人間ですから、やっぱりラクなほうへ流されてしまいます。だからこそ、自分で環境を整え、仕組みを作ることが大事だと感じています。自分を健やかに保つために、誘惑されそうなモノはそもそも置かないようにしているのです。「ソファーがなくて、どうやってくつろぐの？」と思われるかもしれませんが、私の場合はベッドで横になるようにしています。

とはいえ、お子さんやパートナーがいるご家庭では、家族団らんのためにソファーが必要なこともありますよね。だから、真似をしてくださいというわけではありません。

ただし、できればビーズクッションは避けるのがおすすめです。体が沈み込んで固定されるから、ゆがんだ状態で骨と筋肉と脂肪が固まっていってしまいます。

それぞれのライフスタイルに合わせて、体に負担のない心地よい習慣を築いていけるといいですね。

私をいたわるプチ習慣②

目が疲れてきたら眉毛を揺らす

目が疲れたとき、無意識に眉間を押さえた経験はありませんか？実は、眉毛のまわりには、目の疲れに効くツボがあるんです。

だから私も読書やパソコン作業で目が疲れたと感じたら、眉毛をつかんで揺らしています。

そうすると、眼精疲労がやわらぐのはもちろん、血行がよくなるのでむくみが取れてすっきりします。しょぼしょぼしていた目が開きやすくなるから、目力アップにもつながります。

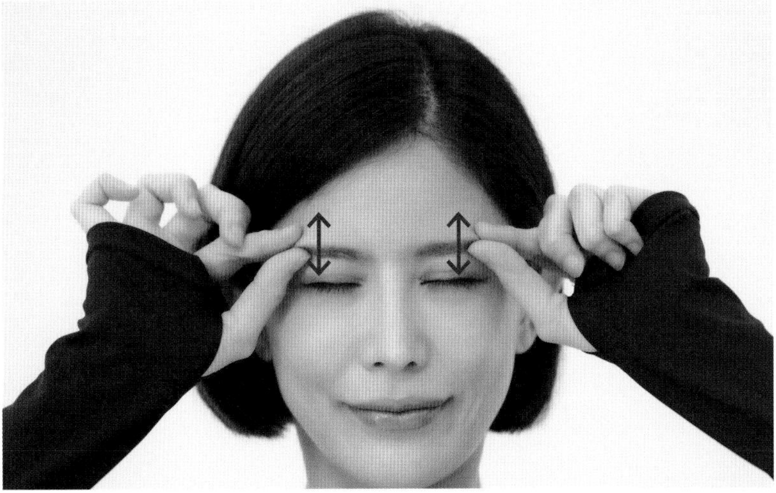

人差し指と親指で眉毛をつまみ、眉頭から眉尻に向かって上下に揺らしながら指を動かしていく。こりこりしているところは念入りに。

私をいたわるプチ習慣③

部屋を片付けて心の乱れを正す

私は、「ゆがみや滞りのある体は、散らかったお部屋のようなもの」だと思っています。

部屋は、出したものをすぐにしまえば散らかることはありません。体もそれと同じ。その日の疲れをその日のうちにケアしてあげれば、疲れが蓄積することはないのです。

それに、部屋が散らかっていると心も乱れてくると思うのです。ゴミが１つくらい増えても、たいして気にならなくなるでしょうし、汚れたシンクを見ても、何も感じないというか、見て見ぬふりが当たり前になってくる気がするんですね。

だから、そうならないように、どんなに疲れていても部屋はしっかり片付けるようにしています。特に水回りはきれいにしていますし、玄関にも靴は一足しか出さないようにしています。

やっぱり、すっきり整った環境、心地よい環境で過ごしていると、体も心もよい状態になるので、自然と背すじも伸びますし、「何かしよう」というポジティブな気持ちが生まれます。

そうすれば、セルフケアをしようという気持ちも芽生えるので、よいサイクルを築くことができると感じています。

私をいたわるプチ習慣④

靴はスニーカーが基本

私の靴の定番はスニーカーです。表参道でサロンを経営していると、日頃から気張ったよそゆきの格好をしていると思われがちなのですが、靴は基本的にスニーカーですし、重い荷物のときはリュックを背負うことも多いです（肩への負担を減らすために肩ベルトを短くして）。

なぜなら、それが姿勢にとってよいことだから。歩くとき、全体重がのる足は姿勢に大きな影響を与えます。だから、かかとや足の甲をしっかりホールドしてくれて、足裏のアーチを支えてくれるスニーカーがベストなのです。

とはいえ、毎日スニーカーで過ごせる人は少ないと思います。ここでは、お仕事やお出かけシーンで出番が多い靴の選び方のポイントを紹介しますので、ぜひ参考にしてみてください。

美姿勢を保つために！　靴選びのポイント

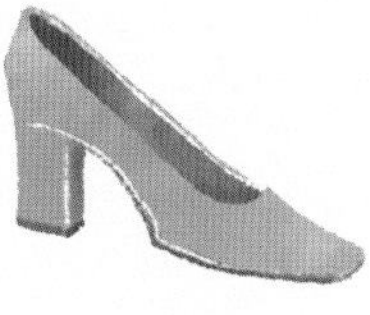

甲を固定できるストラップつき、またはかかとが太いもの。

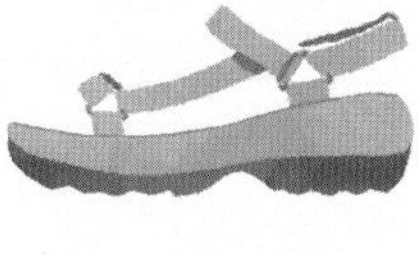

かかとや甲にストラップがついていて、足をホールドできるもの。

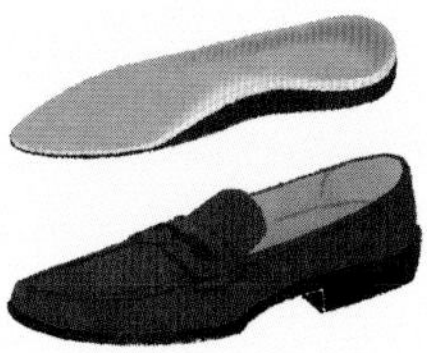

ローファーなどソールがフラットな場合はインソールを入れるとよい。

最強セルフ美容整体“神経はじき”

QRコード早見表

サクッと動画を確認したいときはこちらが便利。
効かせたい部位や、行う場所に合わせて選びましょう。

まずはコレ！　上半身のコリをほぐす“神経はじき”

肩甲骨
ゆらゆら

壁
ワイパー

壁向き
ワイパー

肩甲骨
Wゆらゆら

タオル
バンザイ

下半身にアプローチ！　“神経はじき”

ワキ・腰
コロコロ

両ひざ
パタパタ

お尻
ストレッチ

卍
ストレッチ

下半身を引き締める！　トレーニング

ハトの
ポーズ

逆卍
ストレッチ

ブリッジの
ポーズ

4の字
ツイスト

寝たまま脚
曲げ伸ばし

V字
正座

上半身に効く！トレーニング

脚上げ
ひねり

二の腕
ひねり伸ばし

お風呂の中でもできる“神経はじき”&トレーニング

バスト&
足首はじき

ながら
肩回し

二の腕
しぼり

内ひざ
押し合い

小顔になるトレーニング

耳引っ張り
ほぐし

首すじ2点
ほぐし

のど筋
締め

耳
マッサージ

おわりに

心と体をコントロールして未来を切り拓く

よくお客様から、「藤井さんは昔から姿勢がよく、ストイックだったのですか？」とご質問いただくことがありますが、昔は今のように意識が高いわけではありませんでした。それでも、母が家族の健康のために人一倍気を使い、姿勢やしつけに厳しく育ててくれたこともあり、姿勢に関しては、昔から意識が強いほうだったと思います。

また、私の生い立ちも今の自分に強く影響しています。

はじめて口にしますが、ここではお話しできないほど私の家庭環境はとても複雑でした。

様々な状況が重なり、物心ついた頃から「私が母や祖母、親族を幸せにしてあげたい」「少しでも早く自立して生活を助けてあげたい」、それだけを思って暮らしていました。

けれども、日々の生活が心身に与えるダメージは大きく、いつしか食事をとることができなくなり、食べても吐いてしまう日々が続きました。不安や恐怖がエスカレートしていき、高校１年生のときに摂食障害と診断されました。

この頃の経験は、今の私を形作る土台となっています。

幼少期から“母や祖母、親族を幸せにしたい”という夢を持ち続け、寄り添い支えてくださる方々との出会いに恵まれ、今の職にもめぐり逢うことができ、時間はかかりましたが摂食障害は完治しました。

摂食障害という病気になったからこそ、心や体を思うようにコントロールできないつらさがわかりますし、それに打ち勝つ大変さを身をもって知っています。しかし、それと同時に、そこを越えた先には思い描いていた自分と未来が必ず待っています。

摂食障害の治療に一番必要なものは愛なのです。

体が変わる喜びを知ってサロンの開業を決意

私が、自立するために自信と希望を手に入れるきっかけとなったのは、大阪でお仕事を始めたときに、「この人からすべてを吸収したい」と思うほど尊敬できる魅力的な女性と出会ったことでした。年上のその方はとても所作が美しく、言葉の選び方や使い方がとても素敵。顔や体がシンメトリーであることを大事にされていて、顔の骨格矯正に定期的に通っていました。

当時の私は美容にまったく興味がなかったのですが、上京したときに探して見つけた骨盤矯正に試しに行ってみたところ、衝撃を受けました。「こんなに変わるんだ！」って。

心と頭がスッキリして、自分の中の何かが整ったような感覚を覚えたのです。とても心が高揚して、喜びがこみ上げてきたことを今でもよく覚えています。そして、この喜びをたくさんの人に感じてほしいと思い、さっそく骨の調整を行っているサロンで働くことに。一刻も早く、母や祖母にラクをさせてあげたいと思っていたので、「２年で独立する」と心に決めていました。

それからはもう必死でした。日中はサロンでたくさんのお客様と向き合って経験を積み、日が変わる時間までバイトをして開業資金を貯める毎日。そして、目標としていた２年後に独立。25歳のときでした。

悪いところが光って見えた！「神経はじき」誕生の瞬間

修業期間がたったの２年間しかなかったので、独立したとはいえ、当時の私はまだまだ未熟者。それにもかかわらず、私を頼ってくださるお客様がたくさんいらっしゃいました。そのため、お客様の体をもっとラクにしてあげたい、もっと感動してもらえるように技術を磨きたいという思いがどんどん強固になっていきました。

そんなある日のことです。サロンワークをしているときに、お客様の体の悪いところが、ピカッと光ったように感じたのです。不思議に思いながらも、手が勝手に動いて光った部分をはじいていきます。すると「すごくラクになりました！」と、お客様がいつも以上に喜んで、感動してくださったのです。

少しスピリチュアルな話になりますが、それ以前にも、体調の悪いお客様から独特の匂いがしたり、体に触れた瞬間、お札のようなものがバッと脳裏に浮かんだりという不思議な経験を何度もしていました。私は幼い頃から人の表情や言葉に敏感だったので、感じる力やキャッチする力が、もしかしたら人より強いのかもしれません。

光って見えたものは一体何なのか？　不思議に思って人体に関する書籍を読みあさりましたが、解明できませんでした。

ただ、様々な手法で組み合わせている手技の一つは、筋肉を司っている神経系にアプローチしているのではないかという考えに至りました。

そして、サロンワークを重ねるにつれて、その光はどんどん鮮明になっていき、まるで地下鉄の路線図のように張りめぐらされている様子が感覚として得られるようになりました。どことどこがつながっているのか、どこをはじけばどこに効くか、それらが経験として蓄積されていき、「神経はじき」の秘技が誕生したのです。

体と向き合い、心を変えて、自分を大切に

「神経はじき」に科学的なエビデンスはまだありませんし、これはおそらく私にしか見えない「人体の力の線」を前提にして生まれたメソッドです。そのため、本という形で広く一般の方が自宅で再現できるようにすることには非常に苦労しました。

しかし、その分、本書で紹介している「神経はじき」やトレーニングのすべてに自信があります。続けていただければ、きっと体が変わることでしょう。そして、体が変われば心も前向きになり、大袈裟ではなく人生が変わります。

何気なく過ごしている日常生活の悪い習慣が、近い将来、病気を招いてしまうのが事実です。

だからこそ、ご自身で最善の選択をしていただくことで自己管理能力を高め、自己治癒力の高い健康的な体と心を作ることで、みなさまのその先の人生をよりよいものにしていただきたいのです。

表面的な美しさだけではなく、自分を大切にするという根本的な部分を様々な面でサポートできるような存在でありたいと強く感じています。 その足がかりとして、本書が少しでもみなさまの人生のお役に立てることを心から願っています。

藤井菜保子

Staff

デザイン …… 鈴木大輔、仲條世菜（ソウルデザイン）
撮影 ………… 岡戸雅樹
ヘアメイク …. 中込奈々（オン・ザ・ストマック）
イラスト ……. はせがわひろこ
編集協力 …. 森本裕美

最強セルフ美容整体 “神経はじき”

2024年7月20日　第1刷発行

著　者 ……………………… 藤井菜保子
発行人 ……………………… 見城 徹
編集人 ……………………… 菊地朱雅子
編集者 ……………………… 松本あおい
発行所 ……………………… 株式会社 幻冬舎
〒151-0051 東京都渋谷区千駄ヶ谷4-9-7
電話：03(5411)6211（編集）
03(5411)6222（営業）
公式HP：https://www.gentosha.co.jp/
印刷・製本所 ……………… TOPPANクロレ株式会社

Printed in Japan
ISBN978-4-344-04310-7 C0095

この本に関するご意見・ご感想は、下記アンケートフォームからお寄せください。 https://www.gentosha.co.jp/e/